MINCIR EN BEAUTÉ

LÀ OÙ VOUS VOULEZ

Paru dans Le Livre de Poche :

LA CUISINE SAVEUR POUR MINCIR EN BEAUTÉ
(avec Guylène Neveu-Delabos)

Les recettes citées dans cet ouvrage
sont extraites du livre *230 recettes pour mincir sur mesure*.

Illustrations : Marie Delabos

ISBN : 978-2-253-08414-3 – 1re publication LGF

Dr Alain DELABOS

MINCIR EN BEAUTÉ

LÀ OÙ VOUS VOULEZ

Albin Michel

1 petit bol chinois = 25 cl
1 grand verre = 25 cl

IREN
Institut de Recherche Européen sur la Nutrition
21, rue Royale, 75008 Paris
3, rue de la Pie, 76000 Rouen
Téléphone (centralisé) : 02 35 73 09 23

Sommaire

Introduction 9

Chapitre 1. LES BASES
DE LA CHRONO-NUTRITION 11

Petits rappels ou premiers pas 11
Le déroulement de la journée 13
Les réponses aux questions que vous
vous posez 30

Chapitre 2. ÉVALUEZ VOTRE MORPHOTYPE 55

Prenez vos mesures 55
Identifiez votre morphotype 63
Morphotype Galilée 63
Morphotype Chéops 64
  Sous-morphotype Maya 65
  Sous-morphotype Rubens 65
Morphotype Schwarzy 66
  Sous-morphotype Mae West 67
  Sous-morphotype Don Camillo 67
Morphotype Sablier 68
Morphotype Monastique 68
Morphotype Tronc d'arbre 69
Morphotype Ascétique 69

Chapitre 3. LES MORPHOTYPES 71

LES CHÉOPS 73
Vos mesures 73
Vos erreurs 73
Les risques 74
Que corriger ? 75
Comment rééquilibrer 76
Starter 85
LES RECETTES 86
Petits conseils de mode femmes 92

LES MAYA 95
Vos mesures 95
Vos erreurs 96
Les risques 96
Que corriger ? 97
Comment rééquilibrer 97
Starter 104
LES RECETTES 105
Petits conseils de mode femmes 111
Petits conseils de mode hommes 113

LES RUBENS 115
Vos mesures 115
Vos erreurs 115
Les risques 117
Que corriger ? 117
Comment rééquilibrer 119
Starter 124
LES RECETTES 125
Petits conseils de mode femmes 129

LES SCHWARZY 131
Vos mesures 131
Vos erreurs 133

Les risques 133
Que corriger ? 134
Comment rééquilibrer 134
Starter 139
LES RECETTES 140
Petits conseils de mode femmes 147
Petits conseils de mode hommes 149

LES MAE WEST 151
Vos mesures 151
Vos erreurs 153
Les risques 153
Que corriger ? 153
Comment rééquilibrer 154
Starter 157
LES RECETTES 158
Petits conseils de mode femmes 165

LES DON CAMILLO 167
Vos mesures 167
Vos erreurs 167
Les risques 169
Que corriger ? 169
Comment rééquilibrer 170
Starter 173
LES RECETTES 174
Petits conseils de mode hommes 180

LES SABLIER 183
Vos mesures 183
Vos erreurs 183
Les risques 184
Que corriger ? 185
Comment rééquilibrer 185
Starter 190
LES RECETTES 191
Petits conseils de mode femmes 197

LES MONASTIQUE 199
Vos mesures 199
Vos erreurs 199
Les risques 201
Que corriger ? 201
Comment rééquilibrer 202
Starter 206
LES RECETTES 207
Petits conseils de mode femmes 214
Petits conseils de mode hommes 216

LES TRONC D'ARBRE 219
Vos mesures 219
Vos erreurs 220
Les risques 220
Que corriger ? 221
Comment rééquilibrer 221
Starter 225
LES RECETTES 226
Petits conseils de mode femmes 232
Petits conseils de mode hommes 233

LES ASCÉTIQUE 235
Vos mesures 235
Vos erreurs 237
Les risques 237
Que corriger ? 237
Comment rééquilibrer 238
Starter 242
LES RECETTES 243
Petits conseils de mode femmes 250
Petits conseils de mode hommes 251

Conclusion 254

Introduction

Mon premier livre *Mincir sur mesure* mettait à la disposition du public mes années de recherche et de travail sur la nutrition. Grâce à cet ouvrage, vous avez découvert une nouvelle habitude alimentaire au quotidien qui permet de retrouver un corps en bonne santé, sans se contraindre à des règles trop austères et donc impossibles à suivre. Vous avez appris à maîtriser votre appétit en réduisant vos excès, tout en compensant d'éventuelles carences. Mais aujourd'hui, il s'agit d'aller plus loin...

Si la *chrono-nutrition* vous permet de gérer votre équilibre physiologique pour vous amener à la minceur et au bien-être, la *morpho-nutrition* peut faire encore plus : vous aider à gérer votre beauté comme vous l'entendez, à corriger vos rondeurs mais aussi vos manques.

Se sentir en forme et pouvoir remodeler son corps pour mieux s'accepter, n'est-ce pas le rêve de chacun d'entre nous ? Je vous propose simplement d'adopter définitivement et sans souffrir un autre style de vie.

Apprendre à vivre autrement

Pour apprendre à vivre autrement, il va vous falloir aller à l'encontre des idées reçues, bousculer vos mauvaises habitudes et oublier toutes les sottises que vous avez pu lire ou entendre de toutes parts.

Quand on est mal dans sa peau, mécontent de son corps, on a toujours tendance à accuser son métabolisme et à croire que plus rien ne peut y faire... En réalité, nos habitudes sont pratiquement toujours responsables de notre silhouette. Pour devenir ce que vous avez toujours rêvé d'être, vous allez devoir oublier vos réflexes, certes souvent agréables mais catastrophiques pour votre santé et votre silhouette. En adoptant la discipline discrète que je vous propose, vous allez, avec plaisir et facilité, retrouver la forme et des formes de rêve.

Et pour vous aider dans cette démarche, j'ai demandé à deux spécialistes de la mode de définir pour vous les lignes vestimentaires les mieux adaptées à votre silhouette.

Chapitre 1

Les bases de la chrono-nutrition

Petits rappels ou premiers pas

Le but de la *chrono-nutrition* est de satisfaire, chaque jour, aux besoins en énergie de notre organisme, sans pour autant que les aliments et les graisses soient stockés dans certaines parties du corps, créant ainsi des rondeurs malvenues.

Pour les chanceux qui ont déjà lu mon premier livre, pas question de sauter ce chapitre comme de mauvais élèves. Une petite remise au point est toujours nécessaire afin de repartir sur de bonnes bases. Pour les autres, si *Mincir sur mesure* est l'outil indispensable pour qui veut s'atteler de manière sérieuse à ma méthode et en comprendre les fondements, voici tout de même les quelques notions de base à connaître avant d'entreprendre quoi que ce soit.

La *chrono-nutrition* est l'art et la manière de **manger les aliments qui conviennent aux moments de la journée où ils seront le plus utiles.** Il s'agira de répartir de manière raisonnée les aliments et les proportions en fonction de l'heure, de votre activité, de votre taille et de l'intensité de votre appétit.

Que manger ?

L'important, c'est de manger :

- gras le matin ;
- dense le midi ;
- sucré l'après-midi ;
- léger le soir.

Grâce à ce schéma nutritionnel, vous démarrerez la journée en offrant à votre corps le taux de lipides nécessaire pour tenir toute la matinée. Le fait de manger dense à midi et sucré au goûter vous permettra de contrôler votre faim en vous empêchant de grignoter à toute heure de l'après-midi. De plus, cela vous évitera de trop manger le soir, erreur très répandue qui conduit forcément à une prise de poids intempestive.

D'une manière générale, la composition des repas se fera donc ainsi :

– petit déjeuner :	fromage pain beurre
– déjeuner :	viande féculents
– goûter :	gras végétaux fruits et dérivés sucrés
– dîner :	poisson ou fruits de mer ou un peu de viande blanche légumes verts

Et à quelle heure ?

Il faudra, en effet, respecter certains horaires :

– le matin : prenez votre petit déjeuner dans l'heure qui suit le lever ;

– le midi : déjeunez dans les 4 à 6 heures qui suivent ;

– l'après-midi ou en début de soirée : goûtez au moins 4 heures après le déjeuner et aussi tard que vous le voudrez ;

– le soir : vous dînerez à la fin de votre journée d'activité, mais seulement si vous avez faim.

Le déroulement de la journée

Voici comment se découpe la journée selon la *chrono-nutrition*. Ensuite, grâce à la *Morpho-nutrition*, rien ne vous empêchera de jouer sur les quantités de base proposées pour augmenter ou diminuer les volumes de votre corps...

Le petit déjeuner

Le petit déjeuner constitue **les fondations de la journée.** Vous regretteriez toute la journée un petit déjeuner trop léger ou bâclé. C'est le repas-clé de la journée : il vous préservera du fameux coup de pompe de fin de matinée et vous évitera d'avoir faim toute la journée.

Quels que soient votre heure de lever, l'activité que vous avez prévue dans la journée, le temps dont vous disposez pour manger le matin : **ne le négligez pas.** C'est une des règles essentielles d'une alimentation quotidienne équilibrée.

L'important est donc de **manger gras** le matin.

Menu du petit déjeuner
(pour une personne de 1,70 m)

Les jours d'activité
- 100 g de fromage
- 70 g de pain
- 20 g de beurre

Les jours de repos
- 70 g de fromage
- 50 g de pain
- 10 g de beurre

- thé, café, infusion, tisane, eau plate ou pétillante à volonté, sans sucre ni lait

Ce petit déjeuner permet de garder un excellent capital calcique. De plus, le corps aura à sa disposition tout le cholestérol qu'il voudra pour fabriquer les parois de ses cellules. Mais il va falloir vous passer de vos chers yaourts du petit déjeuner.

Cholestérol

Votre corps a besoin de cholestérol pour se reconstruire, on le sait. Mais il ne se reconstruit pas au rythme de 24 heures sur 24 et c'est la grande découverte de la chronobiologie nutritionnelle.

Dans les heures qui suivent le lever, le métabolisme du cholestérol est à son maximum d'activité.

Dans les 4 à 6 heures qui suivent, la demande en corps gras se reproduira, moins forte, tandis que celle en protéines sera à son point fort.

En fin d'après-midi ou de journée, il apparaît dans le sang un petit pic d'insuline. Les sucres en faible quantité seront les bienvenus, mais il sera trop tard pour charger son corps en lipides saturés et en protéines, à moins qu'on ne désire les stocker !

Vous détestez le beurre ? Ne le remplacez surtout pas par de la margarine. Augmentez tout simplement la part de fromage de 20 g les jours d'activité et de 10 g les jours de repos.

La part de pain, de fromage et de beurre qui correspond à vos besoins en énergie variera en fonction de votre taille. Ne vous perdez pas dans de savants calculs et consultez ce petit tableau :

Menu du petit déjeuner (jours d'activité) Proportions à respecter en fonction de votre taille			
Taille en cm	**Fromage** (de 20 en 20)	**Pain** (de 10 en 10)	**Beurre** (de 5 en 5)
180	120 g	80 g	25 g
170	100 g	70 g	20 g
160	80 g	60 g	15 g
150	60 g	50 g	10 g

Si on aime la fraîcheur

- 1 petit bol chinois de fromage blanc
- 1 cuil. à café de crème fraîche
- 1 cuil. à café de basilic ciselé

Si vous avez faim :

– moins de 4 heures après votre petit déjeuner : celui-ci n'est pas assez consistant. Il faudra l'adapter à votre activité en augmentant le fromage de 20 g et le pain de 10 g ;

– plus de 6 heures après votre petit déjeuner : il est trop abondant. Il faudra réduire, dans les mêmes proportions, le fromage et le pain.

Dans les deux cas, on ne modifiera pas la quantité de beurre, que ce soit en plus ou en moins.

Si la matinée est trop longue

Exceptionnellement, si vous devez déjeuner très tard et que votre matinée est trop longue, vous pouvez boire dans l'heure qui précède votre déjeuner :

- 1 grand jus de fruits naturel (25 cl)
  si possible un jus d'agrumes (orange, clémentine, pamplemousse...)

De façon exceptionnelle, vous pouvez essayer les deux autres petits déjeuners que je vous propose. Mais attention, ne vous ruez pas sur la charcuterie tous les matins ; dans les deux cas le petit déjeuner, bien que gras, n'est pas assez riche en calcium, dont, mesdames et mesdemoiselles, vous avez un besoin vital pour vous protéger de l'ostéoporose.

Petit déjeuner à l'anglaise

- 2 œufs sur le plat
- 2 tranches de bacon
- 4 tartines de pain complet bien beurrées
- thé à volonté, sans sucre

Petit déjeuner à l'allemande

- 2 œufs brouillés ou en omelette
- 2 saucisses (de Strasbourg, par exemple)
- 1 tranche de petit salé
- 70 g de pain de campagne
- café à volonté, sans sucre ni lait

Le déjeuner

Il faut donner à votre organisme de quoi remplir ses cellules, essentiellement composées de protéines, et de quoi renouveler ses stocks de globulines, sans oublier ce carburant rapide qu'est le glucose, contenu dans des aliments permettant sa libération progressive.

Votre repas sera donc composé essentiellement de protéines animales (viande), accompagnées de sucres lents (féculents).

Pour savoir quelle quantité de viande vous pouvez manger le midi, tout dépendra de votre faim et de votre activité de la journée. Au minimum, mangez l'équivalent en grammes de votre taille en centimètres, au maximum 100 g de plus.

Par exemple, si vous mesurez 1,70 m, vous pouvez manger 170 g de viande au déjeuner si vous n'avez pas très faim. Au contraire, si une faim incontrôlable se faisait sentir, vous pouvez déguster 270 g de viande.

Selon votre faim, vous pouvez donc augmenter ou diminuer cette part de viande, le minimum étant votre hauteur et le maximum correspondant à 100 g de plus que votre hauteur.

Toutes les viandes sont autorisées, cuites comme vous le souhaitez, en sauce ou pas, de même que les charcuteries ou les œufs.

Ainsi, pour changer, vous pouvez décider de faire un déjeuner d'œufs. Comptez 4 œufs, si vous mesurez 1,70 m et 3 œufs, si vous mesurez 1,60 m. Vous pouvez manger des œufs tous les jours si cela vous chante, tout dépend de votre seuil de tolérance personnel à cet aliment. Mais attention, réservez-les pour le midi !

Menu du déjeuner

• **Viande : minimum sa hauteur en cm**
soit pour une personne d'1,70 m : 170 g
maximum 100 g de plus que sa hauteur
soit pour une personne d'1,70 m : 170 + 100 = 270 g

• **1 petit bol chinois de féculents (riz, pâtes, frites...) en moyenne**

pas d'entrée (sauf si l'on scinde le plat en entrée + plat)
pas de salade
pas de fromage
pas de dessert
pas de vin
pas de pain (sauf s'il remplace la part de féculents, dans ce cas 50 g maxi, soit 1/4 de baguette)

Pour accompagner la viande (ou la charcuterie, ou les œufs), régalez-vous en moyenne d'1 petit bol chinois (25 cl) de féculents.

Les féculents, évidemment, seront mesurés cuits et non crus, sous peine d'exagérer plus que confortablement les quantités souhaitables.

Les féculents

Tous les végétaux susceptibles de produire de la farine sont des féculents :
- pâtes (fraîches et sèches) ;
- riz (blanc, complet, sauvage...) ;
- pommes de terre (à l'eau, au four, en purée, frites, sautées...) ;
- semoules (de blé, couscous, de maïs...) ;
- légumes secs (lentilles, flageolets, cocos, soissons, pois cassés, haricots rouges, pois chiches...) ;
- légumes frais (petits pois, fèves fraîches...).

Mais une personne d'1,60 m n'a pas les mêmes besoins d'énergie qu'une personne d'1,80 m. Pour savoir exactement à quelle quantité de féculents vous avez droit à l'heure du déjeuner, reportez-vous au tableau suivant :

Quantité de féculents à respecter en fonction de votre hauteur	
Votre taille en cm	**Quantité de féculents**
200	2 bols chinois
190	1 bol et demi
180	1 bol bombé
170	1 bol
165	3/4 de bol
160	2/3 de bol
150	1/2 bol

On peut également décider de remplacer les féculents par du pain, 70 g suffiront alors largement si vous êtes très actif, la moyenne étant de 50 g pour une activité normale. De même, la quantité de pain variera en fonction de votre taille. Comptez 50 g si vous mesurez 1,60 m (cela équivaut à 1/4 de baguette) et 70 g si vous mesurez 1,70 m (cela équivaut à 1/3 de baguette).

La mayonnaise

Ô, joie ! La mayonnaise vous est autorisée, mais, attention, seulement le midi ou le matin, à raison d'1 à 2 cuil. à soupe.

Déjeuner sans viande

- Poisson (obligatoirement gras) : 100 g de plus que la hauteur, soit pour une personne d'1,70 m : 170 + 100 = 270 g

ou

- Œufs (omelette, brouillés, au plat, durs, mollets...) : remplacer 270 g de viande par 3 ou 4 œufs de 60 g

+

- 1 petit bol chinois (en moyenne) de féculents riches en protéines végétales, comme par exemple le soja, les lentilles ou les pois chiches

À l'attention des « stop à la viande » : vous voulez une jolie silhouette ? Alors, de grâce, ne dites plus non à la viande.

Une alimentation sans viande donnera immanquablement une silhouette en Chéops (rien en haut, tout en bas, comme nous le verrons plus tard).

De plus, céder au végétalisme provoque des états de fatigue, allant de la simple somnolence à l'épuisement complet, s'accompagnant de modifications de l'humeur pouvant aller d'un simple état tristounet à la dépression aiguë.

Alors, prenez le temps de bien déjeuner, tenez-vous-en, de préférence, au plat unique (ni entrée, ni salade, ni fromage, ni dessert) et, si vous avez très faim, augmentez la part de viande, jamais celle des féculents.

Le goûter

Clé de voûte de la journée, il doit compléter l'apport en énergie quotidienne dont a besoin notre organisme. En toute logique, il devrait clore la journée : **le goûter est aussi indispensable que le dîner est facultatif.**

Notre plus grand tort est d'avoir sous-estimé ce goûter. Il est, de loin, le meilleur moyen de répondre au signal d'hypoglycémie plus ou moins tardif envoyé par notre organisme en fin d'après-midi. Goûtez ! Cela vous permettra de ne pas terminer une journée harassante épuisé ou de fort mauvaise humeur... ou les deux, ni de vous ruer sur la nourriture en rentrant chez vous le soir.

C'est pour cela que ce goûter sera le même pour tout le monde. Mais c'est l'heure du goûter qui variera en fonction de votre faim. Fiez-vous à votre appétit et veillez à le satisfaire absolument !

De quoi sera fait ce goûter ? Tout simplement de 20 g de gras végétaux purs (soit 30 g de chocolat), suivis de 100 g de fruits.

100 g de fruits correspondent à 1 bol chinois de fruits frais ou en salade, ou 1/2 bol de fruits secs, compote ou confiture, ou 2 verres de jus de fruits.

Menu du goûter

Gras végétaux :

- 30 g de chocolat noir
- ou 1/2 petit bol chinois d'olives
- ou1/2 petit bol chinois de graines (noix, noisettes, cacahuètes, noix de pécan, pistaches...)
- ou 1 avocat au sucre ou en vinaigrette
- ou 1 grosse cuillerée à soupe de beurre de cacahuète

Fruits et dérivés sucrés :

- 1 petit bol chinois de fruits frais
- ou 1/2 petit bol chinois de fruits secs
- ou 2 pommes cuites avec confiture, miel, sucre ou sirop d'érable
- ou 2 grands verres de jus de fruits naturels
- ou 1/2 petit bol chinois de confiture et 1/2 petit bol chinois de compote
- ou 1/2 petit bol chinois de crème de marron
- ou 2 ou 3 boules de sorbet aux fruits

Les nouveaux venus, souvent prêts aux pires sacrifices sur l'autel de la diététique, seront agréablement surpris par cette façon de calmer l'après-midi... et je les engage vivement à ne pas sauter ce goûter par crainte de grossir. Il a, comme le petit déjeuner, une composante coupe-faim (le gras végétal) fort utile pour éviter les appétits voraces de fin de journée.

Il n'y a pas vraiment d'heure pour goûter, seule votre faim doit vous guider.

L'effet coupe-faim du goûter n'aura d'utilité qu'à ce moment. Apprenez à gérer ce moment pour qu'il soit un moyen d'apaisement de l'esprit autant que de la faim.

L'heure des confiseries

Exceptionnellement, c'est à ce moment de la journée que l'on pourra s'offrir quelques petites douceurs, sans grands dégâts.

Dans ce cas, on remplacera la part de fruits par :

- 6 calissons d'Aix
- ou 3 marrons glacés
- ou 4 loukoums

Accompagnés d'1 grand verre de jus de fruits frais

Le goûter se prend au moins 4 heures après le déjeuner. Mais vous pouvez le retarder autant que vous le souhaitez.

Si vous avez faim :

– moins de 4 heures après le déjeuner : c'est que celui-ci n'a pas été assez riche en viande. Ou vous n'avez pas mangé suffisamment de fromage le matin ;

– plus de 6 heures après le déjeuner : votre recharge d'énergie a été largement suffisante, voire même exagérée. Mais attention ! Il n'y a exagération que si la faim vous quitte du goûter jusqu'au coucher.

Si l'appétit revient tard, tant mieux : vous goûterez sans dîner. En faisant l'économie du dernier repas, vous accélérerez votre démarche vers la minceur.

Cocktail de fruits frais

Pour 1 personne

- 10 cl de jus d'ananas
- 10 cl de jus de pamplemousse
- 10 cl de jus d'orange
- 1 citron pressé

Par contre, si votre appétit a totalement disparu du déjeuner jusqu'au coucher, c'est que vous êtes manifestement trop bien nourri et il faudra alors revoir à la baisse le petit déjeuner, le déjeuner, ou les deux. Le goûter se situera le plus tard possible, quitte à remplacer le dîner, jamais l'inverse.

Le dîner

Repas « ornement », **le dîner n'est en aucun cas obligatoire.** En tout cas, il sera léger. Mais de grâce, ne vous privez pas de dîner si vous avez faim.

Menu du dîner

- **Poisson : à volonté**
  la moyenne raisonnable étant
  100 g de plus que sa taille
  soit pour une personne d'1,70 m :
  170 + 100 = 270 g
- ou **fruits de mer : à volonté**
- ou **viande blanche ou volaille : 40 g de moins que sa taille en cm**
  soit pour une personne d'1,70 m :
  170 – 40 = 130 g
- **Légumes verts : 1 petit bol chinois en moyenne**

pas d'entrée, pas de pain, pas de salade (sauf si elle remplace le bol de légumes), pas de fromage, pas de dessert.

On dînera donc seulement si on a faim, et à la mesure de sa faim.

Le dîner sera toujours plus riche en protéines animales qu'en végétaux. Mieux vaut ne pas manger le soir que de faire un repas de légumes.

Quantité de légumes à respecter
en fonction de votre hauteur

Votre taille en cm	Quantité de légumes
200	2 bols chinois
190	1 bol et demi
180	1 bol bombé
170	1 bol
165	3/4 de bol
160	2/3 de bol
150	1/2 de bol

Le dîner sera donc constitué ainsi :

– poisson gras ou maigre, en sauce ou pas, ou fruits de mer ou les deux à volonté. N'hésitez surtout pas à dévorer ces produits de la mer qui ne donnent ni fesses, ni taille, ni poitrine ;

– en accompagnement, en moyenne 1 bol chinois de légumes verts, cuits ou crus, mais cette proportion est variable en fonction de votre taille tout comme la part de féculents l'est au déjeuner.

Si vous ne voulez pas faire un dîner de poisson, vous pourrez vous régaler de viande blanche ou de volaille, à raison de 40 g de moins que votre hauteur en centimètres. Ce qui signifie qu'on calmera les grosses faims avec les produits de la mer et qu'on réservera les volailles ou la viande blanche aux petites envies.

Les viandes

- **Viandes rouges**
  - Agneau
  - Bœuf
  - Cheval
  - Mouton
  - Abats (langue, rognons, foie...)
- **Viandes blanches**
  - Porc
  - Veau
  - Lapin
  - Volaille (canard, poulet, dinde, pintade...)
- **Viandes noires**
  - Gibier

Il est indispensable de varier le choix des viandes. Si vous mangez tous les jours la même viande, non seulement vous vous en lasserez, mais vous risquez rapidement d'avoir des carences dans certains domaines et des excès dans d'autres. Il n'est pas recommandé, par exemple, de manger des abats plus de deux fois par semaine.

Grâce à ce modèle de dîner, on exclura les viandes trop nourrissantes et on diminuera suffisamment ces protéines trop denses, ce qui permettra d'éviter un stockage intempestif.

Rien ne vous oblige aussi à dîner de façon conventionnelle : vous pouvez décider de manger les gras végétaux (chocolat, graines ou olives) à l'heure du goûter et prolonger la soirée en vous préparant un dîner de fruits :

Dîner de fruits

- 2 petits bols chinois de fruits frais

ou

- 1/2 petit bol chinois de fruits secs

ou

- 2 pommes cuites avec confiture, miel, sucre ou sirop d'érable

ou

- 2 grands verres de jus de fruits naturels

ou

- 1/2 petit bol chinois de confiture et 1/2 petit bol chinois de compote

ou

- 1/2 petit bol chinois de crème de marron

ou

- 2 ou 3 boules de sorbet aux fruits

Le dîner de fruits se prendra au plus tard 1 heure avant le coucher.

D'autre part, si vous avez décidé de ne pas dîner dans le but de mincir plus vite, ne supprimez pas pour autant le poisson et les légumes de votre alimentation.

Comme vous le verrez dans le chapitre consacré aux différents morphotypes, je vous conseille, en fonction de votre silhouette, de privilégier plutôt les poissons maigres ou les poissons gras. Ce petit tableau des poissons les plus courants pourrait vous aider dans votre choix :

Poissons gras	Poissons maigres
Morue/haddock	Sole
Maquereau	Limande
Saumon	Raie
Truite	Lieu
Hareng	Merlan
Sardine	Rouget
Thon	Brochet
Espadon	Colin
Lotte	Turbot
	Cabillaud

Voilà donc le schéma nutritionnel qu'il vous faudra quotidiennement respecter.

Les repas de fête

Tout au long de la semaine, vous aurez donc à respecter un schéma bien précis de menus et d'horaires. Mais ne désespérez pas, je vous offre, dans mon extrême bonté, **2 repas jokers** dans la semaine, au cours desquels tout vous est permis. Car si votre corps doit être en forme, votre tête doit l'être aussi !

Sans eux, les fins de semaine deviendraient insupportablement tristes. Alors, ne cherchez pas à être raisonnable. Vous l'avez été toute la semaine, il faut fêter cela !

Ces moments seront à la mesure de vos envies et de votre appétit. Une seule règle les régit : ne pas en faire plus de deux par semaine, et de préférence pas le même jour.

Entrées, desserts, apéritifs et vin à table pourront s'y succéder sans complexes, suivis, si cela vous chante, d'un digestif... pourvu que vous ne preniez pas le volant ensuite !

La journée type

Le petit déjeuner

- 70 à 100 g de tous les fromages qu'on voudra ;
- 50 à 70 g de pain, frais ou grillé ;
- 10 à 20 g de beurre doux ou salé ;
- thé, café, infusion, tisane, eau plate ou pétillante... sans lait ni sucre.

Le déjeuner

- 250 g de viande environ (suivant votre taille), blanche ou rouge, en sauce ou pas.
- Ex. votre taille en cm + 100 g (pour 1,70 m = 270 g)

- ou 250 g de poisson environ (suivant votre taille) ;
- ou 3 ou 4 œufs en omelette, durs, mollets, brouillés...

- 1 petit bol chinois de féculents (pâtes, riz, purée, frites...), chauds ou froids, même au beurre ou en vinaigrette. On peut remplacer par 50 g de pain.

Le goûter

À partir de 16 h et aussi tard qu'on voudra :

- **des gras végétaux :**

- 30 g de chocolat noir ;
- ou 1/2 petit bol chinois de graines (amandes, noix, noisettes, pignons, sésame, noix de pécan, pistaches...) ;
- ou 1/2 petit bol chinois d'olives ;
- ou 1 avocat au sucre ou en vinaigrette.

- **des fruits et dérivés sucrés :**

- 1 petit bol chinois de fruits frais ;
- ou 1/2 petit bol chinois de fruits secs (raisins, abricots, figues... mais pas de graines) ;
- ou 2 pommes cuites avec confiture, miel, sirop d'érable, etc. ;
- ou 2 grands verres de jus de fruits naturels...

Le dîner

- si l'on n'a pas faim : rien... à condition de penser à boire ;
- si l'on a une petite faim : poisson maigre ou fruits de mer à volonté, ou 130 g maximum de viande blanche, de préférence sans sauce ;
- si l'on a très faim : poisson gras à volonté, en sauce ou pas ;
- 1 petit bol chinois de légumes verts toujours cuits en hiver, cuits ou crus en été, et qui peuvent être dans les deux cas en vinaigrette.

Les boissons

Je l'ai dit pour le petit déjeuner, et c'est valable pour toute la journée, tous les jours de la semaine, on boira à volonté : eau plate ou pétillante, thé, café, tisane sans lait ni sucre et, bien entendu, aucune autre boisson, pas plus alcoolisée qu'artificielle. Donc pas de vin, à l'exception bien sûr des deux repas par semaine où tout est permis.

La journée type personnelle

selon votre morphotype, votre taille, votre activité

Le petit déjeuner

- .... g de tous les fromages qu'on voudra ;
- .... de pain, frais ou grillé ;
- .... de beurre doux ou salé ;
- thé, café, infusion, tisane, eau plate ou pétillante... sans lait ni sucre.

Le déjeuner

- .... g de viande, blanche ou rouge, en sauce ou pas.

– ou .... g de poisson ;
– ou .... œufs en omelette, durs, mollets, sur le plat, brouillés...

- .... petit bol chinois de féculents (soja, lentilles, pois cassés, pois chiches, pâtes, riz, purée, frites...), chauds ou froids, même au beurre ou en vinaigrette. On peut remplacer par 50 g de pain.

Le goûter

À partir de 4 heures après le déjeuner et aussi tard qu'on voudra :

- **des gras végétaux :**

– 30 g de chocolat noir ;
– ou 1/2 petit bol chinois de graines (amandes, noix, noisettes, pignons, sésame, noix de pécan, pistaches...) ;
– ou 1/2 petit bol chinois d'olives ;
– ou 1 avocat au sucre ou en vinaigrette.

- **des fruits et dérivés sucrés :**

– 1 petit bol chinois de fruits frais ;
– ou 1/2 petit bol chinois de fruits secs (raisins, abricots, figues, dattes, pruneaux... mais pas de graines) ;
– ou 2 pommes cuites avec confiture, miel, sirop d'érable, etc. ;
– ou 2 grands verres de jus de fruits naturel...

Le dîner

- si l'on n'a pas faim : rien... à condition de penser à boire ;
- si l'on a une petite faim : poisson maigre ou fruits de mer à volonté, ou .... g maximum de viande blanche, de préférence sans sauce ;
- si l'on a très faim : poisson gras à volonté, en sauce ou pas ;
- .... petit bol chinois de légumes verts toujours cuits en hiver, cuits ou crus en été, et qui peuvent être dans les deux cas en vinaigrette.

Les boissons

Je l'ai dit pour le petit déjeuner, et c'est valable pour toute la journée, tous les jours de la semaine, on boira à volonté : eau plate ou pétillante, thé, café, tisane sans lait ni sucre et, bien entendu, aucune autre boisson, pas plus alcoolisée qu'artificielle. Donc pas de vin, à l'exception bien sûr des deux repas par semaine où tout est permis.

Les réponses aux questions que vous vous posez

Depuis la parution de mon livre *Mincir sur mesure*, des chercheurs, des médecins, des patients ou de simples curieux m'ont posé une foule de questions sur les originalités de la *chrono-nutrition*, si différente de la diététique et surtout cent fois plus agréable.

J'y répondrai donc pour satisfaire la curiosité des questionneurs et instruire celles et ceux qui n'auront pas pensé à me les poser.

Ces réponses vous aideront de plus, tous et toutes, à mieux comprendre pourquoi le schéma alimentaire que nous proposons est indispensable à la bonne gestion de votre santé aussi bien que de votre silhouette.

Quel poids peut-on perdre par mois ?

Voilà bien une question de personne pressée !

N'oublions pas qu'il ne s'agit pas de lutter contre son poids mais d'apprendre un nouvel art de vivre !

Qu'importe ce temps d'apprentissage pourvu qu'il soit riche en découvertes agréables et vous permette d'accéder sans souffrir à la nutrition raisonnable que je vous conseille.

C'est à ce prix que vous trouverez la silhouette de vos rêves et la garderez aussi longtemps que vous respecterez vos nouvelles habitudes.

Cependant, 2 à 4 kilos par mois sont les valeurs moyennes qu'on pourra perdre de l'adolescence jusqu'à 60-70 ans.

Mais c'est plutôt une affaire de centimètres en hauteur et en largeur. Un enfant en pleine croissance peut en effet superbement mincir sans perdre un seul kilo.

Plus tard, il faudra tenir compte du ralentissement des

mécanismes de récupération de l'organisme, cet anabolisme dont j'ai parlé dans *Mincir sur mesure*. 1 ou 2 kilos par mois suffiront... Telle mon amie Henriette, âgée de 82 ans, qui a perdu 36 kilos en 36 mois, et retrouvé ainsi une fort belle silhouette en même temps que son autonomie.

Il reste, bien entendu, les cas à part de grande obésité. Ceux-là peuvent paradoxalement mettre plus de temps à démarrer que les autres, en raison d'une crainte, souvent inconsciente, d'abandonner un schéma nutritionnel sécurisant, et pour cela très solidement ancré, voire même cadenassé dans leur moi le plus profond.

Rompre progressivement ses chaînes est un grand bonheur pour la patiente ou le patient, comme pour le thérapeute, qui finissent d'ailleurs curieusement l'un et l'autre par oublier le chemin parcouru.

Enfin, ne perdez pas de vue que votre poids n'est pas obligatoirement en cause et que **votre problème est peut-être plus dans les volumes que dans les kilos.**

Faut-il manger léger pour mincir plus vite ?

C'est là un des péchés fondamentaux de la diététique, auquel je m'oppose formellement !

Vouloir manger léger n'a pas plus de sens que mettre de l'essence ordinaire dans le réservoir d'une voiture sous prétexte qu'elle est moins chère. On sait très bien à quels problèmes d'usure, d'encrassement et de surconsommation du moteur on s'exposera, les inconvénients dépassant largement la petite économie réalisée.

On en revient ici à cette notion de kilos de plume et kilos de plomb dont je vous ai parlé dans *Mincir sur mesure*. Les kilos de plume, destinés à faire des économies d'énergie, provoquent à coup sûr des phénomènes comparables à la surconsommation. L'organisme cherchera dans des aliments pauvres ou, pire encore, allégés les constituants qui lui manquent. Ne les y trouvant pas, il fera preuve en permanence d'un appétit féroce parce que mal assouvi.

En *chrono-nutrition,* cette notion est importante. En *morpho-nutrition,* elle devient essentielle.

Nos volumes ayant maintenant plus d'intérêt que notre poids, il est évident que la répartition entre aliments denses d'une part, aliments légers et volumineux d'autre part, va être la pierre de touche et le moyen le plus efficace de parvenir au délicat équilibre : « santé – poids – silhouette – bien-être – beauté » dont nous rêvons tous.

Pour convaincre de nouveaux apprentis de la minceur, je prends quotidiennement l'exemple des laitages, qui illustre parfaitement cette notion de kilos de plume-kilos de plomb :

Il faut 30 g de lipides purs par jour pour satisfaire les besoins quotidiens de l'être humain. Pour cela, 100 g de fromage (70 g les jours de faible activité) suffiront, mais il faudra 500 g de yaourt ou 1 litre de lait par jour. Au bout d'un an, on aura mangé 36,5 kg de fromage, mais 182,5 kg de yaourt, ou 365 litres de lait, soit environ 360 kg.

Autre exemple ? Pour obtenir à midi l'équivalent énergétique de 250 g de viande, il faudrait 2 kg de lentilles... Allez, juste pour le plaisir : cela ferait 100 kg de viande par an, d'accord, mais 800 kg de lentilles ! Pas loin de la tonne. L'affaire se corse si l'on compare les volumes : 800 kg de lentilles occupent quarante fois celui de la viande pour seulement huit fois plus de poids que celle-ci. Rien que d'y penser, je me sens tout ballonné !

Pour affiner votre silhouette, quel que soit votre poids, **mangez le plus dense possible et privilégiez avant tout la qualité alimentaire.**

Et pour conclure, écartons définitivement cet axiome imbécile : manger le plus possible d'aliments peu nourrissants pour perdre du poids. Ce qui conduit à augmenter sans cesse les quantités d'une nourriture dont le corps ne va pas savoir que faire.

Comment savoir si l'on a mangé suffisamment, pas assez ou trop ?

Il vous suffit de noter au bout de combien de temps vous avez à nouveau faim après chaque repas.

Si vous avez faim :

- moins de 4 heures après le repas du matin ou du midi : c'est que vous n'avez pas eu assez de protéines et de lipides ;

- plus de 6 heures après : vous en avez eu largement assez... On considérera que vous avez trop mangé si vous n'avez pas envie de déjeuner avant l'heure du goûter, ou si vous n'avez pas envie de goûter à l'heure du coucher !

Supprimer les laitages ne va-t-il pas faire chuter le taux de calcium ?

Petite mise au point avant de répondre. Mise au point contenant d'ailleurs en elle-même la réponse.

Sachant que 100 g de fromage le matin correspondent à la valeur nutritive de 4 yaourts ou à celle d'1 litre de lait, vous avez déjà un élément de réponse.

Mais quand vous saurez que cette part de fromage contient l'intégralité du calcium présent dans ces deux autres produits laitiers, vous ne serez pas loin de la vérité...

En mangeant votre fromage le matin, vous alimentez beaucoup plus régulièrement votre corps en calcium, cet aliment dense permettant une assimilation beaucoup plus lente de ses composants. Vous savez maintenant que votre fromage du matin est bénéfique non seulement sur le plan de la gestion du cholestérol, mais également sur celui de l'apport calcique nécessaire quotidiennement.

N'y a-t-il pas trop de viande dans cette alimentation ?

Manger trop de viande n'est pas sain et le régime Atkins hyperprotidique l'a prouvé. Mais nous en sommes très loin avec la *chrono-nutrition*, où le repas du soir, qui ne fait que compléter l'apport calorique des trois autres repas, sera essentiellement fait de poisson et comportera le moins souvent possible une part discrète de viande blanche ou de volaille sans la peau.

« Manger trop de viande » que beaucoup de végétaliens ont d'ailleurs transformé en « manger de la viande » serait générateur de cancer du côlon ? On sait que le plus gros vecteur de cancer colique est l'alcool, sous toutes ses formes.

Et quel est donc l'habituel travers des gros mangeurs de viande ? Celui d'être de grands buveurs ! Leurs soucis de santé viennent donc plus de l'abus d'alcool que de celui de viande.

Peut-on supprimer la petite quantité de légumes le soir ?

Oui. À condition d'augmenter la quantité de fruits au goûter pour ne pas diminuer anormalement la quantité de fibres nécessaires à votre organisme.

On peut aussi remplacer le repas habituel du soir par des fruits (voir p. 26). Il suffira de veiller à ce que la quantité journalière corresponde à vos besoins, en augmentant tout simplement la part de fruits du même volume que celle de légumes.

Faut-il obligatoirement s'en tenir au plat unique à midi ?

Non. Mais il faut bien reconnaître que c'est une bonne façon de calibrer correctement ses quantités nutritionnelles.

Vous avez appris les proportions vous apportant les

nutriments dont vous avez besoin aux différents moments de la journée. Rien ne vous empêche de créer quelques fantaisies autour de ce canevas.

Si vous avez besoin, selon votre stature, de 200 g de protéines, pourquoi ne pas en prendre 100 g en entrée, dans une assiette de charcuterie, et 100 g en plat ?

Mais attention ! Ne rajoutez pas une quantité de féculents trop importante, comme une tranche de pain avec le jambon !

Comment calmer les envies de sucre dans la journée ?

Si l'organisme a été convenablement nourri pendant les repas, il ne devrait pas y en avoir. Le besoin de sucre est souvent un appel psychologique plus qu'une manifestation de l'appétit. Un geste apaisant sera alors préférable à un aliment.

Contrôlez vos envies de sucre avec thé, infusion, café ou tisanes aromatisées mais non sucrés en attendant le prochain repas ou le goûter salvateur.

Attention cependant aux boulimies de sucre. Ce sont des manifestations de l'hyperinsulinisme, et l'expression d'hypoglycémies bien réelles. On les préviendra par des repas très riches en protéines et en lipides. Et l'on n'oubliera pas d'aller voir son médecin qui prescrira une thérapie appropriée.

Quelle quantité d'eau faut-il boire ?

Ma réponse est simple : buvez jusqu'à plus soif !

Pour être plus précis, il faudrait boire suffisamment pour éliminer 1 litre d'urine par jour. Vous pourrez boire tout simplement 1 grand verre d'eau avant chaque repas, y compris le goûter, et assurerez ainsi ce minimum.

En revanche, vous buvez beaucoup en croyant que cela vous fera maigrir ? C'est faux ! Vous devez boire pour calmer votre soif et pour éliminer les toxines. Boire trop risque, au contraire, de vous faire éliminer trop de sels minéraux utiles.

Certains diront : « Je bois, mais je n'élimine pas. » Plusieurs raisons à cela :

– sans doute n'avez-vous pas bu assez. Ou alors, votre surface corporelle est importante (obésité, par exemple), donc l'élimination se fait par la peau. Buvez plus !

– si vous êtes mince et que vous n'éliminez pas assez, il y a 9 chances sur 10 pour que vous saliez trop. Rappelez-vous que le sel retient l'eau ;

– ce peuvent être aussi vos reins qui fonctionnent mal. Dieu merci, ce cas est assez rare.

Est-il sain de boire 2 verres de vin par jour ?

Non ! Et je suis catégorique.

Les non-buveurs vivent plus vieux et j'ai pu constater, au cours de ma carrière, sur bon nombre de patients que boire du vin tous les jours, même modérément, est dangereux.

Par contre, boire du vin à volonté deux fois par semaine ne l'est pas. Parce qu'on obligera le corps à mettre en place des mécanismes de défense. Si, au contraire, vous buvez un peu tous les jours, la quantité ne sera pas suffisante pour déclencher le système d'alerte.

Cette ingestion quotidienne d'une petite quantité d'alcool risquera de devenir très dangereuse en provoquant une intoxication progressive contre laquelle votre corps n'aura jamais le réflexe de se défendre.

Que faire si on n'a pas faim le matin ?

Question importante. Le petit déjeuner étant la fondation de la journée, il est essentiel de ne pas le négliger.

L'absence de faim le matin est souvent liée à un dîner trop abondant, trop tardif. Peut-être avez-vous aussi abusé, le soir, des aliments conseillés au déjeuner. Oh !

les réveils du dimanche matin après la choucroute-bière du samedi soir ! Une erreur pardonnable, mais que je vous déconseille fortement dans la semaine.

Le dimanche matin, tard, on pourra se contenter de boire au lever 1 grand verre de jus de fruits en attendant un bon déjeuner.

Par contre, dans la semaine, on devra absolument se forcer à un petit déjeuner raisonnable et nourrissant si l'on ne veut pas détruire le programme de la journée, voire même, par effet d'entraînement, celui de toute la semaine.

Comment retrouver l'appétit du matin ?

Cela est facile, à condition d'effectuer un retour en arrière.

Le fait de ne pas avoir faim le matin n'est en fait que la conséquence d'une inversion du schéma nutritionnel correct. L'organisme n'est pas assez nourri avant l'effort et pendant l'effort.

Le déjeuner du midi est souvent très mal géré ou négligé, ce qui entraîne une survenue de l'appétit aux heures où il faudrait, au contraire, ne pas se surcharger.

Il faut donc se forcer à très bien déjeuner au lever, à augmenter la viande le midi et à laisser filer l'heure du goûter aussi tard que possible afin de pouvoir ne pas dîner... Le tour sera joué parfois dès le lendemain et au pire quelques jours suffiront à tout faire rentrer dans l'ordre.

Y a-t-il un risque de faim la nuit si on mange peu ou pas le soir ?

Voilà une question qui tarabuste beaucoup d'anxieux. Pour d'obscures raisons, on nous a toujours seriné qu'il était indispensable de manger le soir. C'est là une affirmation totalement dénuée de fondement scientifique.

Aucune faim nocturne ne se fera sentir si l'on a correctement suivi son programme alimentaire personnel et si l'on a pris soin de ne pas résister à l'appétit du soir.

Ne sautez votre dîner qu'en toute sérénité et à la condition expresse d'avoir fort bien mangé le matin, bien mangé le midi et goûté tard dans l'après-midi, voire même repoussé votre goûter jusqu'à l'heure de votre dîner.

Si vous avez faim, même tard, dînez ! Sinon la nuit risque d'être pour le moins agitée, votre estomac criant famine. Mais souvenez-vous que les grosses faims se calment avec le poisson. Si vous voulez passer une bonne nuit, inutile de surcharger votre estomac !

Que manger si on se lève tard ?

Sachez tout d'abord qu'il y a deux cas de figure :

– soit la journée est décalée et se terminera très tard. Il suffira alors de vivre à l'espagnole et de décaler tous vos repas sans rien changer à leur organisation ;

– soit cette journée succède à une soirée très fatigante, ou pire encore, particulièrement festive !

Dans ce cas, on se contentera sagement d'un grand verre de jus de fruits auquel on pourra ajouter, si l'envie s'en fait sentir, un fruit frais en excluant les pommes crues (qui font beaucoup travailler l'estomac mais nourrissent mal), ou quelques fruits secs.

Évitez le brunch : repas très à la mode, ce « petit grand déjeuner » pris entre 10 heures et midi est, en général, fort mal équilibré, car trop riche en sucres lents et sucres rapides.

Il est en fait l'association d'un petit déjeuner anglo-saxon et d'un confortable goûter sucré, si bien que vous aurez obligatoirement faim trop tôt dans la journée.

Cependant, s'il vous fait envie, pourquoi dans ce cas vous martyriser ? Mangez donc, mais veillez à en enlever tous les sucres rapides et les pains sucrés (biscottes, pains de mie) ou lactés (pains au lait, pains briochés).

Bon d'accord, j'admets qu'on en arrive à un petit déjeuner à l'allemande (voir p. 16), mais qu'y puis-je ? Tout simplement vous proposer d'en faire un de vos deux « jokers », à condition de ne pas avoir prévu une journée sportive pour lui faire suite.

Si vous avez préféré les jus de fruits au lever, vous déjeunerez tout à fait normalement 1 ou 2 heures après, voire même plus tard, selon le signal donné par votre appétit, qui se manifestera d'autant plus tard que le repas de la veille au soir aura été vraiment somptueux.

Cela vous amènera à goûter dans la soirée, souvent légèrement, et à sauter le dîner, ce qui vous permettra de corriger les excès de la veille sans souffrir et mieux encore sans même vous en rendre compte.

Que faire si on a un petit creux ?

En principe, si l'on suit bien le déroulement de la journée prévu par la *chrono-nutrition*, on ne devrait pas avoir de « petit creux », mais il est vrai qu'on peut très bien être piégé lors d'une journée passée à galoper dans tous les sens.

Surtout pas de faux-semblants : si le petit creux s'agrandit, il ne faut pas lui résister sans pour autant aller au-delà du raisonnable.

Dans ce cas, le mieux sera 10 ou 20 g de chocolat noir. Une dose d'énergie sous une forme très dense. Ce couple sucre + gras végétal, véritable moteur, est très vite assimilable, contrairement au gras animal. Pensez aussi aux graines (amandes, noisettes, etc.).

Si l'heure du dîner est au maximum dans 1 heure et demie, 1 verre de jus de fruits ou une poignée de fruits secs feront l'affaire. C'est d'ailleurs ce que je conseille dans la journée type quand les matinées sont trop longues.

Que faire en cas de grosse faim au moment de se mettre à table ?

La réponse est simple : calmer son appétit avec l'aliment le mieux adapté à l'apaiser sous un faible volume, donc le plus nourrissant possible.

Il faudra privilégier la partie la plus nourrissante du repas, sans augmenter la partie qui l'est moins :

- le matin, augmentez le fromage ;
- le midi, augmentez la viande ;
- au goûter, augmentez le chocolat ;
- le soir, augmentez le poisson.

Veillez à ne pas céder à la tentation d'ajouter d'autres catégories d'aliments, par exemple de la viande blanche le soir.

Comment calmer les accès de boulimie ?

Il est facile de se délivrer des pulsions alimentaires, par un moyen si incroyablement simple qu'on n'y pense jamais.

Il suffit tout bonnement de manger quand il le faut, ce qu'il faut ; pour s'empêcher de manger n'importe quoi, n'importe quand.

Le matin : on calera tout simplement son appétit avec la part maximum de fromage correspondant à sa stature. Part à laquelle on ajoutera même de la charcuterie ou des œufs s'il reste de la place !

Après cela, pas de risque d'écarts intempestifs pendant au moins 4 heures.

Le midi : il suffira de recommencer le même jeu : viande à volonté même grasse et en sauce. Une grosse part de viande aura la vertu de protéger de la boulimie presque aussi longtemps que le fromage. La viande, aliment dense et nourrissant, fera peut-être prendre du poids, mais pas de volume.

Surtout n'augmentez jamais les féculents. S'en gaver ne bloquera pas suffisamment longtemps le réflexe de satiété.

L'après-midi : à la moindre tentation, 30 g de chocolat noir, suivis des fruits, mettront fin à toute alerte. Ce goûter pourra être pris un peu tôt, en augmentant alors le chocolat à 40 g, mais pas les fruits.

Au dîner : autant de poisson qu'on voudra, en veillant à ne pas augmenter les légumes. Si la soirée se prolonge, 20 g de chocolat noir seront utilisés en bouée de sauvetage. Sous un volume très faible, celui-ci sera aussi efficace et moins redoutable pour la ligne qu'un pot de yaourt de 125 g ou une part de gâteau.

Comment gérer les repas au restaurant ?

Là franchement, vous me faites sourire !

On croirait à vous entendre que vous êtes la victime de restaurateurs croque-mitaines gérant leurs commerces comme des cantines et leurs clients comme des élèves de collège.

Ne vous laissez pas manger tout crus, que diable !

Vos repas au restaurant seront ce que vous en faites et qu'importent les commentaires... C'est le bon vouloir de votre organisme qui doit vous guider.

Montrez le soir votre fantaisie en faisant un repas de desserts si vous avez sauté le goûter. Affirmez votre différence le midi en n'hésitant pas à commander 2 parts de viande.

Affichez sans timidité votre manière de gérer vos repas afin de respecter votre nouvel art de vivre.

Surtout, ne vous laissez pas influencer par le regard de vos amis ou de vos confrères, ni par l'étonnement goguenard des serveurs.

Un seul impératif : respecter autant que possible les proportions de protéines, féculents et sucres.

Finies alors les somnolences de l'après-déjeuner, ou les nuits agitées.

Comment s'organiser en voyage ?

Tout dépend du type de voyage que vous avez entrepris.

– S'il s'agit d'un voyage d'affaires, la cuisine des hôtels internationaux étant aussi désespérément conventionnelle que leur clientèle est cosmopolite, on n'aura aucun problème pour se nourrir tout à fait normalement ! Soyez cependant vigilant au trop de tout. Alcool, vin, sucreries...

Maîtrisez autant que possible les principes de la *chrono-nutrition.*

– Si vous voyagez pour votre plaisir, adaptez-vous aux habitudes alimentaires locales, afin de vous imprégner de l'atmosphère du pays. On a trop tendance à regarder les paysages en oubliant de s'intéresser à la vie quotidienne.

Votre appétit sera régi par votre activité. Randonnées en montagne ou farniente au soleil ne réclameront pas en effet les mêmes aliments.

La chrono-nutrition entraîne-t-elle malaise et fatigue ?

La reprise d'une alimentation respectant la *chrono-nutrition* va permettre à l'organisme de se débarrasser de ses surplus et de mieux fonctionner. Il n'y a donc aucun risque de fatigue ou de malaise, bien au contraire.

En effet, vous n'allez pas maigrir et risquer de perdre des masses musculaires utiles, mais uniquement déstocker vos tissus soumis à une surcharge par accumulation de trop-plein nutritionnel.

Ce phénomène de déstockage est d'ailleurs totalement lié à la façon dont la surcharge des tissus s'est produite.

Mais quelle que soit cette surcharge, plus la prise de

poids est récente, plus la perte de poids et de volume sera rapide.

Chez quelqu'un de très dodu, ce phénomène de déstockage peut avoir des effets aussi spectaculaires qu'éphémères.

La perte de poids et de volume s'accompagnera dans tous les cas, dès les premiers jours, d'une sensation souvent jubilatoire de bien-être. Mais elle peut aussi avoir deux effets secondaires, qu'il faudra gérer :

– Le premier, assez fréquent à notre époque de frénésie médicamenteuse, est un processus d'élimination de tous les corps chimiques indésirables stockés dans nos cellules adipeuses.

À l'évidence, quand celles-ci vont se vider, elles vont en même temps libérer dans la circulation sanguine des déchets accumulés parfois depuis longtemps.

Rassurez-vous, le corps va s'en débarrasser par les urines... mais il va bien falloir que tout cela transite par le foie et le cerveau, passage obligé de tout le système circulatoire. Suivant les cochonneries accumulées, on se sentira passagèrement nauséeux, vertigineux, fatigué ou au contraire énervé.

Jamais rien de grave, ce sont des sensations aussi désagréables que fugaces. Il suffira simplement de boire abondamment, pour éliminer le plus rapidement possible ces molécules indésirables.

– Le second est d'importance, bien que beaucoup moins tapageur. C'est l'évacuation d'une partie parfois importante des vitamines liposolubles en même temps que celle des graisses dans lesquelles elles sont naturellement stockées pour assurer à l'organisme des réserves utiles.

Si la baisse de volume du corps est rapide, la baisse de poids n'ayant en l'occurrence qu'une signification annexe, il faudra pallier cette fuite par l'absorption de vitamines liposolubles.

À l'automne, il faudra donc toujours veiller à faire une cure de vitamine D si vous perdez rapidement du ventre. Celle-ci se trouve essentiellement dans l'huile de foie de morue. De grâce, ne faites pas la grimace. Son goût s'est sensiblement amélioré depuis le temps de nos grands-mères.

Le foie de morue, que l'on trouve en boîte, beaucoup plus agréable à avaler, est également riche en vitamine D.

Ou alors choisissez la formule ampoule : 1 par mois, pendant 3 mois maximum, en hiver, en période d'amincissement.

Cette précieuse vitamine ne se contente pas de protéger les enfants du rachitisme, mais aide également les adultes à lutter contre la fatigue et les infections. Autre bienfait de la vitamine D : elle évite les engelures aux mains et aux pieds et les gerçures aux lèvres.

Doit-on craindre des risques de cholestérol ?

Nous abordons avec cette question l'action bénéfique de la *chrono-nutrition* sur l'équilibre biologique de l'organisme.

Manger en respectant les deux règles fondamentales que sont la chronologie alimentaire et le respect des proportions permettra parfois de corriger spectaculairement les excès aussi bien que les carences.

On agira sur l'excès de cholestérol en mangeant gras le matin. C'est en effet ainsi que l'on va permettre à l'organisme de reconstruire ses cellules avec ce ciment neuf sans qu'il soit obligé d'en fabriquer lui-même.

Le professeur Jean-Robert Rapin, directeur scientifique de l'IREN, le dit, et d'autres savants avec lui : « Le cholestérol est le médicament du... cholestérol ! »

Cette phrase lapidaire exprime une réalité scientifique.

Celle-ci se trouve validée tous les jours par les patients qui souffraient d'hypercholestérolémie avant d'appliquer au quotidien les principes de la *chrono-nutrition.*

En fait, l'action des corps gras sur le cholestérol se fait de façon substitutive. Elle permet l'arrêt des métabolismes palliatifs qui normalement se mettent en route dès l'apparition d'un seuil d'alerte, plus ou moins bas suivant les sujets.

Ainsi, si l'on approvisionne correctement notre corps en corps gras, celui-ci peut se débarrasser de ses réserves, n'éprouvant plus le besoin de stocker du cholestérol pour prévenir une carence chronique en apports de graisse. Voilà pourquoi on peut voir des gens épais comme des carrelets souffrir d'une hypercholestérolémie résistant victorieusement à des régimes effroyablement carentiels en cholestérol... et pour cause !

Cependant, pour bien gérer l'évolution d'une anomalie lipidique, le bilan biologique devra être pratiqué dans la semaine même où vous commencerez à suivre mes conseils.

Grâce à cet indispensable point de repère, toute anomalie pourra faire l'objet d'un nouveau contrôle.

Une sage précaution qui vous évitera de vous tourmenter et de rester dans l'incertitude si les examens, demandés trop tardivement, étaient anormaux. Ce qui incite souvent à des rectifications intempestives, voire même à l'abandon de nouvelles habitudes pourtant aussi utiles que surprenantes.

Mais attention ! Comme tous les médicaments efficaces, les corps gras ne devront pas être mangés à contretemps. La *chrono-nutrition* reste donc la condition incontournable de cette ingestion intelligente des lipides, dont certains, bénéfiques le matin, peuvent devenir de véritables poisons le soir.

Les corps gras sont tous différents et, suivant leur

nature, ils devront être consommés à leurs meilleurs moments d'utilisation :

- le matin, les graisses lourdes que contiennent fromages, œufs et charcuteries ;
- le midi, les graisses riches que contiennent surtout les viandes de préférence rouges et les œufs ;
- au goûter, les graisses végétales ;
- le soir, les graisses légères des poissons ou des fruits de mer.

N'intervertissez pas l'ordre de la liste si vous avez tendance à stocker facilement le cholestérol, la pire erreur étant de placer le fromage le soir... Ah ! J'en vois qui comprennent pourquoi leur taux de cholestérol ne veut pas descendre.

Le poisson pourrait être en théorie excellent le midi... mais vous risquez fort d'avoir vraiment très faim 2 heures après. Donc, sauf si vous devez passer la journée vautré dans un fauteuil, abstenez-vous.

Le gras végétal pourrait être mangé le matin, mais n'aurait pas un effet coupe-faim aussi prolongé que le fromage.

Y a-t-il un risque de diabète ?

A priori aucun... d'autant plus que les proportions de glucides que je conseille en suivant les instructions de l'IREN sont très largement en dessous des pourcentages récemment conseillés par une forte proportion des équipes de diabétologie.

Le métabolisme des glucides sera parfaitement contrôlé en respectant les quantités de sucres lents, semi-rapides ou rapides qu'il convient d'absorber au cours des 4 repas :

- le matin, sucres lents du pain ;
- le midi, sucres lents des féculents ;
- au goûter, sucres rapides des fruits ;

– le soir, sucres semi-rapides des légumes.

Les quantités dont nous avons besoin, diabétiques ou non, sont clairement définies dans la journée type (voir p. 28) et particulièrement impératives à respecter si l'on souffre d'un diabète quel qu'il soit.

Je rappelle que ces quantités sont des moyennes adaptées à la hauteur d'un sujet de 1,70 m, et à son activité, mais mieux vaut cependant ne pas les majorer en vue d'efforts, qui seront prévus et gérés par une alimentation très précise.

On obtiendra ainsi une disparition complète des diabètes de surcharge et une stabilisation des diabètes insulinodépendants... à condition de respecter à la lettre les quantités correspondant à votre taille et votre activité. Nous avons ainsi défini dans *Mincir sur mesure* des quantités et des proportions correspondant à un adulte actif mesurant 1,70 m.

À l'évidence, on devra respecter certaines tolérances digestives, qu'elles soient gastriques ou intestinales, et restreindre ou éviter certains aliments en cas de pathologie familiale, congénitale ou génétique avérée, ce qui explique pourquoi, dans *Mincir sur mesure*, je vous recommande un bilan biologique soigneux.

Y a-t-il une incidence sur la constipation ?

La constipation, préoccupation majeure des dames et des demoiselles, est liée, en partie, au stress et à un mauvais équilibre des repas.

Le stress engendre la fâcheuse habitude de se retenir trop longtemps. Dans ce cas, il faudra rééduquer l'intestin, organiser la journée pour aller à la selle à des heures régulières et ne pas oublier de boire abondamment. De grâce, ne déséquilibrez pas vos repas en vous gavant de végétaux, en particulier de crudités. Contrairement aux idées reçues, ils ne régleront pas vos problèmes de constipation et risqueraient de provoquer des colites spasmodiques, spasmes douloureux s'accompagnant d'inflammation de l'intestin.

En suivant les principes de la *chrono-nutrition*, celles et ceux qui en souffrent verront leurs crises s'espacer. Et cela sans aucun médicament, mais uniquement grâce à une alimentation équilibrée.

On peut manger peu ou beaucoup de légumes, peu ou beaucoup de féculents et être pareillement constipé. Une fois encore, tout est dans l'équilibre et les justes proportions.

Un dernier point : le fromage le matin donne un coup de fouet à la vésicule biliaire et l'oblige à sécréter des sels biliaires, activateurs de la motricité intestinale. Le gras de la viande le midi aura d'ailleurs un effet similaire ; ce qui explique pourquoi nombre de végétariens, pourtant gavés de légumes, souffrent de constipation opiniâtre.

Je suis maigre. Est-ce que je ne risque pas de maigrir encore plus ?

Si vous êtes maigre, vous faites partie ou vous êtes proche du morphotype Ascétique dont je parlerai plus loin.

Ne croyez pas que votre maigreur vous interdise de mincir... Vous avez, au contraire, tout à gagner en apprenant à vous nourrir correctement, permettant ainsi à votre silhouette de s'étoffer en passant de maigre à mince, sans oublier que vous serez sans aucun doute en meilleure santé.

Vous retrouverez non seulement des formes agréables, mais une bien meilleure résistance à la fatigue et aux infections, tout comme les personnes du morphotype Chéops.

La seule différence entre eux et vous est leur consommation excessive de légumes, à laquelle ils se livrent dans le but de pouvoir manger plus que vous sans peser plus lourd.

Hélas, le seul but qu'ils atteignent est une augmentation parfois spectaculaire des fesses et des cuisses sans pour autant bénéficier d'un apport complémentaire d'énergie.

Peut-on faire la fête et quand ?

Bien entendu ! Et même deux fois par semaine ! Et l'on réussit tout de même à mincir ? Non seulement cela est possible, mais je vous recommande expressément d'utiliser ces deux jokers, surtout si vous en ressentez l'envie.

Pourquoi un tel conseil ? Tout simplement parce qu'il faut absolument entrecouper de pauses la discipline quotidienne, tout comme on accorde aux enfants une récréation entre les heures de classe sous peine de ne plus fixer leur attention et de les voir devenir tout bonnement intenables.

Il est nécessaire, bien entendu, de respecter scrupuleusement le schéma alimentaire que vous venez de lire, mais il faut absolument vous accorder des moments de liberté totale une à deux fois dans la semaine.

Ces deux trêves dans votre discipline vous permettront de gérer correctement vos envies ou vos pulsions alimentaires, souvent justifiées par une nécessité dont vous n'avez pas conscience.

Ce que vous avez raisonnablement refusé dans la semaine à votre corps peut, en effet, réellement lui manquer au bout d'un certain temps. L'expression la plus spectaculaire de ces demandes pressantes de l'organisme étant les envies des femmes enceintes.

Envie de boudin noir traduisant une anémie, envie de mayonnaise destinée à combler un déficit en cholestérol, envie de cornichons pour acidifier un estomac qui sécrète moins de sucs digestifs...

Au quotidien, il pourra s'agir tout simplement d'une envie de faire la fête, répondant à un besoin d'école buissonnière ou à une envie précise d'un plat bien particulier : charcuterie, fruits de mer, plats en sauce, desserts, salades, qu'on précédera d'un apéritif et qu'on pourra accompagner de vin à table.

Mais on pourra également satisfaire son attirance pour un aliment vraiment peu recommandé comme, par exemple, le yaourt, en s'accordant alors un troisième joker, réservé celui-là exclusivement au début de la matinée.

Vous, les malheureux privés de votre aliment fétiche, accordez-vous le bonheur d'un petit déjeuner consolateur une fois par semaine. Ne lésinez pas sur la quantité de yaourts et muselez ainsi votre envie jusqu'à la semaine suivante.

Quatre yaourts fermiers au lait cru dégustés le dimanche matin seront pour certains un pur moment d'extase.

C'est ainsi qu'on permettra à l'esprit de se satisfaire sans risquer de modifier dangereusement la gestion quotidienne de l'organisme. Une bonne ou une mauvaise habitude alimentaire a une incidence notable sur la silhouette et la santé.

Donc, faites la fête, mais pas de petites fantaisies à répétition, couronnées, pour déculpabiliser, de 4 heures de jogging le dimanche matin ! Vous n'y risqueriez que crampes ou accident cardiaque.

Et si je fais beaucoup de sport ?

Pour avoir de bonnes performances, la solution adoptée par les sportifs est de manger tout au long de l'année sur le même mode, dans le but d'apporter en permanence au corps un flux important d'énergie.

Cela permet à ces sportifs de se livrer à tous les sports qu'ils souhaitent. Le problème de cette alimentation, même équilibrée, c'est de manger tout le temps trop et le corps risque de mal vieillir. Pour éviter que leur silhouette s'affaisse, de tels athlètes sont indéfiniment condamnés, comme Hercule, aux travaux sportifs.

Mais il y a une deuxième solution, qui vous évitera tous les inconvénients et les risques de la première et vous permettra de rester toute votre vie au top de votre forme, sans vieillissement ni usure prématurés. Vous apporterez tout simplement l'énergie supplémentaire nécessaire à votre corps 1 heure environ avant le démarrage de vos efforts : 1 banane ou 1 bol chinois de châtaignes grillées suffiront à compenser chaque demi-heure de dépense physique violente, ou chaque heure d'effort soutenu.

Vous garderez ainsi tout au long de l'année votre silhouette idéale et vous n'aurez plus à puiser dans les réserves d'énergie car les dépenses plus ou moins exceptionnelles seront gérées au moment opportun.

Pourquoi est-ce que je perds du volume sans perdre de poids en suivant la chrono-nutrition ?

Effectivement, cela peut paraître paradoxal. Pourtant, la réponse est simple. Vous ne perdez pas de poids parce que vous étiez végétarien (c'est-à-dire que vous mangiez trop de végétaux) ou, pire, végétalien (vous ne mangiez que des végétaux).

Vous aviez banni toutes les protéines animales de votre alimentation et vous ne vous nourrissiez que de végétaux. C'est ici qu'intervient la notion de kilos de plume et kilos de plomb. Pour être rassasié, il vous fallait une quantité plus importante de nourriture.

Vous vous gaviez de végétaux, qui occupent plus de volume. Or, une alimentation rééquilibrée passe obligatoirement par la réintroduction de la viande, aliment dense. Vous ne perdriez donc pas de poids, mais du volume. Les végétaliens, quant à eux, prennent même un peu de poids, tout en mincissant !

Pourquoi je n'y arrive pas, alors que tous mes amis y parviennent ?

C'est là un des rares cas où l'interrogatoire est indispensable, pour vous amener à prendre conscience de votre anomalie comportementale.

Qu'est-ce qui vous paraît triste ? De manger toujours la même chose !

Et qu'est-ce qui vous était agréable ? De manger des pâtes, de la salade, du pain, etc. !

Mais, en fait, tout cela vous l'avez à votre disposition, à condition de respecter les quantités et les moments. C'est justement là que le bât blesse. Car ce qui vous manque, c'est de ne plus pouvoir manger un gros plat de pâtes, 1/2 baguette ou une énorme salade, etc.

La cause du problème apparaît dans ce désir de vouloir être à la fois mince et goinfre ! Réfléchissez : vous pensez plus à quantité qu'à variété ! Et si vous vous posez la question de savoir combien de temps il vous faudra pour maigrir parce que vous voulez manger à nouveau comme avant, c'est fichu.

Dites-vous bien que la *chrono-nutrition* devient la base de votre alimentation quotidienne. Et soyez objectif, ça n'est pas triste et restrictif comme un régime.

Pour moi, la seule situation vraiment pénible à affronter est celle où, à la deuxième consultation, rarement plus tard, on me déclare sans ambages mais souvent avec une dose notable d'agressivité qu'on a suivi absolument tout le programme et qu'on est au regret de me dire que mon « truc » ne marche pas !

Ces gens-là sont, eux aussi, victimes de blocages nutritionnels... mais dans leur cas, ce handicap s'accompagne d'un refus catégorique d'admettre leur faiblesse et de reconnaître qu'ils sont les seuls responsables de leur échec.

Le seul moyen de les aider efficacement sera, hélas, d'afficher obligatoirement une attitude aussi tranchée que la leur. Le thérapeute se trouve, en effet, placé là dans une situation d'affrontement où il ne devra en aucun cas se montrer conciliant, sous peine de voir son attitude apaisante interprétée comme un aveu d'impuissance.

Il perdrait ainsi toute chance de voir ces patients difficiles se laisser convaincre de leurs erreurs et consentir à écouter la voix de la sagesse...

Mais, mon Dieu, qu'il est pénible de faire semblant de se fâcher, même si c'est pour une juste cause. Tous ceux qui me connaissent savent à quel point je préfère consoler, rire et mieux encore féliciter !

Est-ce que je dois manger comme cela toute ma vie ?

Il ne s'agit pas pour nous de vous faire maigrir mais de vous faire adopter un autre style de vie, grâce auquel vous retrouverez le bonheur d'être aussi bien dans votre tête que dans votre corps.

C'est pour cela que je vous propose une alimentation la plus agréable possible. Et c'est pour cela également que je vous invite une ou deux fois par semaine à vous récompenser d'avoir été raisonnable.

Alors pourquoi voudriez-vous revenir à vos mauvaises habitudes et perdre ainsi tout le bénéfice de votre démarche ? Restez donc sages et adoptez à tout jamais un art de vivre dont vous n'aurez certes pas à vous plaindre... surtout quand vous vous regarderez dans votre miroir !

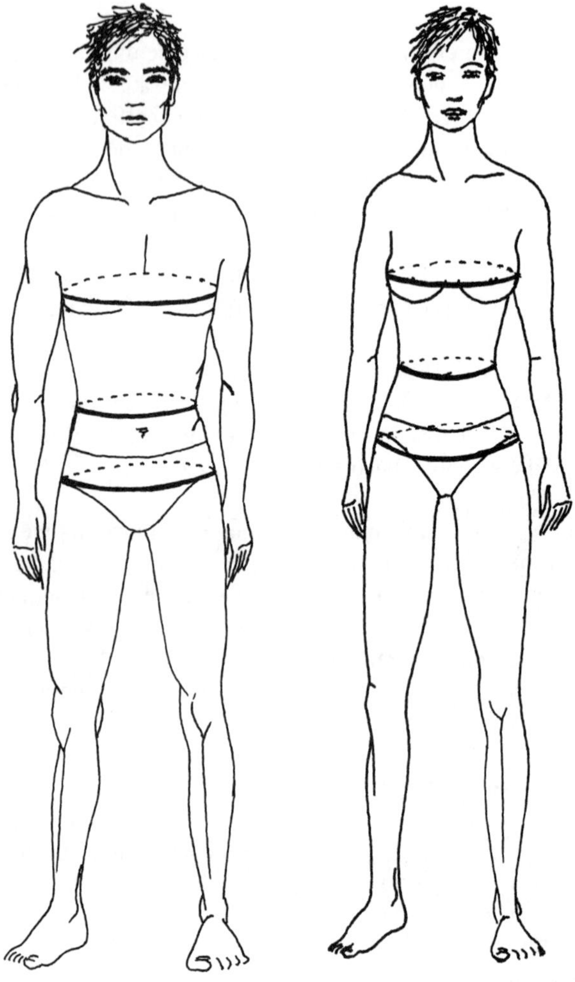

Comment prendre vos mesures

Chapitre 2

Évaluez votre morphotype

Prenez vos mesures

Grâce à la *morpho-nutrition*, votre corps n'est plus un fardeau que vous devez subir sans jamais pouvoir faire quoi que ce soit pour le changer. Nous allons essayer de définir en deux temps ce que vous êtes et ce que vous pouvez devenir.

Dans un premier temps, il faut prendre vos mesures pour connaître parfaitement vos valeurs actuelles.

Dans un second temps, il faudra calculer, grâce à la méthode que j'ai élaborée, vos valeurs souhaitables. Pour vous aider, j'ai imaginé deux tableaux (voir p. 58 à 61). S'ils vous font un peu peur au premier abord, je tiens tout de suite à vous rassurer : nous allons, pas à pas, suivre un cheminement de calcul simple qui vous aidera à mieux cerner votre morphotype.

Vos formes actuelles

Attention, il est important de bien prendre ses mesures comme je l'indique, car celles-ci sont le point de départ essentiel à la suite de la méthode.

- **Votre tour de poitrine**

Pour mesurer votre tour de poitrine, passez un mètre de couturière juste sur la pointe des seins.

- **Votre tour de taille**

La taille se mesure à sa partie la plus fine, sans rentrer le ventre s'il vous plaît. Ne la mesurez pas au niveau du nombril, dont la hauteur est variable suivant les individus.

- **Votre tour de hanches**

Mesurez votre tour de hanches en passant le mètre de couturière par l'endroit le plus dodu des fesses, là où vous sentez les os de vos hanches.

- **Votre diamètre de poignet**

Celui-ci est pris sur l'extrémité du radius et du cubitus, les deux os qui saillent à l'extérieur et à l'intérieur du poignet. Mesurez ce diamètre de préférence à gauche si vous êtes droitier et à droite si vous êtes gaucher. On pourra poser sans appuyer le poignet sur une feuille de papier et, à l'aide d'un crayon pointé perpendiculairement à la feuille, marquer deux repères entre lesquels on obtiendra la mesure de ce diamètre.

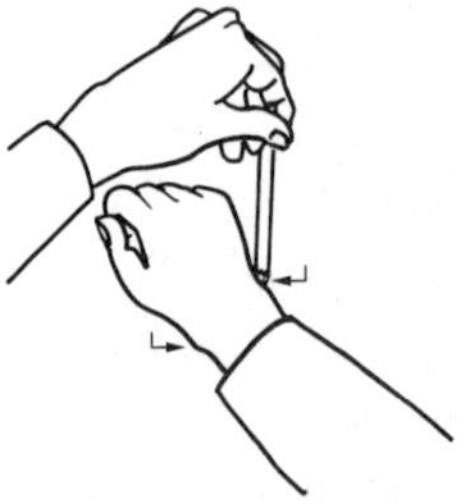

Comment mesurer votre diamètre de poignet

Bien sûr, d'autres paramètres rentreront en ligne de compte pour connaître votre morphotype, mais ils sont cette fois-ci plus visuels que mesurables à l'aide d'un mètre. Ainsi, sans avoir besoin de faire de savants calculs, chacun d'entre nous sait s'il a ou non un peu trop de ventre.

Vos formes souhaitables

À l'aide du tableau n° 1 (voir p. 58 pour les femmes et voir p. 60 pour les hommes), vous allez pouvoir calculer vos variables de calcul selon votre hauteur. Les résultats que vous allez trouver **ne sont pas vos valeurs souhaitables, mais des valeurs intermédiaires,** sortes d'outils dont nous aurons besoin dans le tableau n° 2 pour calculer vos valeurs souhaitables.

Commencez par remplir la troisième colonne du tableau n° 1, en suivant le déroulement expliqué.

Attention, les roulements de tambour du grand suspense vont commencer quand vous remplirez le tableau n° 2. Grâce à lui, vous verrez facilement quelles sont les mesures auxquelles vous pouvez prétendre, que vous ayez quelques kilos à perdre ou bien à prendre... Ainsi, à l'aide de ces chiffres, vous pourrez plus facilement préciser à quel morphotype vous appartenez.

Ce qui importe maintenant, c'est la différence entre vos valeurs actuelles et vos valeurs souhaitables. C'est grâce à ce chiffre que **vous saurez précisément là où vous avez trop de volume, et là où vous n'en avez pas assez.**

Et surtout, ne paniquez pas ! En revoyant ensemble votre alimentation et en corrigeant les erreurs nutritionnelles à répétition que vous faites subir à votre corps depuis tant d'années, je vous promets que ces valeurs souhaitables ne seront bientôt plus un rêve mais deviendront réalité.

TABLEAU N° 1 FEMMES

PARAMÈTRES DE CALCUL	BASES DE CALCUL FEMMES	VOS VARIABLES DE CALCUL (c) SELON VOTRE HAUTEUR
		ATTENTION. Les chiffres obtenus dans cette colonne ne sont que des outils. Ces variables de calcul servent à trouver vos valeurs souhaitables (mensurations et poids) que vous calculerez dans le tableau n° 2. Ces variables de calcul peuvent apparaître en + ou en –. Pour éviter toute erreur avec les + et les - le plus simple est d'utiliser une calculatrice et d'enchaîner les opérations.
Hauteur (en cm)	170	H = votre hauteur en cm = ... **Calculez X,** votre variable de calcul **Hauteur qui** servira pour la suite : X = H – 170 = ...
Poignet (diamètre)	6	**Calculez P(c), votre** variable de **calcul Poignet :** Divisez **X** par 10 X ÷ 10 = ... N'oubliez pas que votre X peut être une valeur positive ou négative. P(c) = (X ÷ 10) + 6 = ...
Tour de poitrine	100	**Calculez TP(c),** votre variable de **calcul Tour de poitrine :** TP(c) = 100 + X = ...
Tour de taille	70	**Calculez TT(c),** votre variable **de calcul Tour de taille :** TT(c) = 70 + X = ...
Tour de hanches	100	**Calculez TH(c),** votre variable **de calcul Tour de hanches :** TH(c) = 100 + X = ...
Poids	60	**Calculez** Pds(c), votre **variable de calcul Poids :** Pds(c) = 60 + X = ...

TABLEAU N° 2 FEMMES			
Reportez ici vos variables de calcul (c) (obtenues dans le tableau n° 1)	VOS VALEURS SOUHAITABLES (S) selon votre hauteur et votre ossature (donnée par le diamètre de votre poignet)	VOS VALEURS ACTUELLES	DIFFÉRENCE entre vos valeurs actuelles et vos valeurs souhaitables
Variable de calcul Poignet P(c) = ...	**Calculez votre variable Poignet Z :** c'est cette variable Z qui va vous permettre de connaître vos valeurs (mensurations et poids) souhaitables, en tenant compte à la fois de votre hauteur et de votre ossature. **P** (diamètre actuel de votre poignet) = ... Y = P − P(c) = ... Z = Y x 4 = ...		
Variable de calcul Tour de poitrine TP(c) = ...	Calculez votre Tour de poitrine souhaitable : TP(S) = TP(c) + Z = ...	Votre Tour de poitrine actuel = ...	Différence Tour de poitrine = ...
Variable de calcul Tour de taille TT(c) = ...	Calculez votre Tour de taille souhaitable : TT(S) = TT(c) + Z = ...	Votre Tour de taille actuel = ...	Différence Tour de taille = ...
Variable de calcul Tour de hanches TH(c) = ...	Calculez votre Tour de hanches souhaitable : TH(S) = TH(c) + Z = ...	Votre Tour de hanches actuel = ...	Différence Tour de hanches = ...
Variable de calcul Poids Pds(c) = ...	Calculez votre Poids souhaitable : Pds(S) = Pds(c) + Z = ...	Votre Poids actuel = ...	Différence Poids = ...

TABLEAU N° 1 HOMMES		
PARAMÈTRES DE CALCUL	BASES DE CALCUL HOMMES	VOS VARIABLES DE CALCUL (c) SELON VOTRE HAUTEUR
		ATTENTION. Les chiffres obtenus dans cette colonne ne sont que des outils. Ces variables de calcul servent à trouver vos valeurs souhaitables (mensurations et poids) que vous calculerez dans le tableau n° 2. Ces variables de calcul peuvent apparaître en + ou en –. Pour éviter toute erreur avec les + et les – le plus simple est d'utiliser une calculatrice et d'enchaîner les opérations.
Hauteur (en cm)	170	H = votre hauteur en cm = ... **Calculez X, votre variable de calcul Hauteur qui servira pour la suite :** **X** = H – 170 = ...
Poignet (diamètre)	7	**Calculez P(c), votre variable de calcul Poignet :** Divisez **X** par 10 X ÷ 10 = ... N'oubliez pas que votre **X** peut être une valeur positive ou négative. **P(c)** = (X ÷ 10) + 7 = ...
Tour de poitrine	100	**Calculez TP(c), votre variable de calcul Tour de poitrine :** **TP(c)** = 100 + X = ...
Tour de taille	80	**Calculez TT(c), votre variable de calcul Tour de taille :** **TT(c)** = 80 + X = ...
Tour de hanches	100	**Calculez TH(c), votre variable de calcul Tour de hanches :** **TH(c)** = 100 + X = ...
Poids	70	**Calculez Pds(c), votre variable de calcul Poids :** **Pds(c)** = 70 + X = ...

TABLEAU N° 2 HOMMES			
Reportez ici vos variables de calcul (c) (obtenues dans le tableau n° 1)	VOS VALEURS SOUHAITABLES (S) selon votre hauteur et votre ossature (donnée par le diamètre de votre poignet)	VOS VALEURS ACTUELLES	DIFFÉRENCE entre vos valeurs actuelles et vos valeurs souhaitables
Variable de calcul Poignet P(c) = ...	**Calculez votre variable Poignet Z** : c'est cette variable Z qui va vous permettre de connaître vos valeurs (mensurations et poids) souhaitables, en tenant compte à la fois de votre hauteur et de votre ossature. P (diamètre actuel de votre poignet) = ... Y = P – P(c) = ... Z = Y x 4 = ...		
Variable de calcul Tour de poitrine TP(c) = ...	**Calculez votre Tour de poitrine souhaitable :** TP(S) = TP(c) + Z = ...	**Votre Tour de poitrine actuel** = ...	**Différence Tour de poitrine** = ...
Variable de calcul Tour de taille TT(c) = ...	**Calculez votre Tour de taille souhaitable :** TT(S) = TT(c) + Z = ...	**Votre Tour de taille actuel** = ...	**Différence Tour de taille** = ...
Variable de calcul Tour de hanches TH(c) = ...	**Calculez votre Tour de hanches souhaitable :** TH(S) = TH(c) + Z = ...	**Votre Tour de hanches actuel** = ...	**Différence Tour de hanches** = ...
Variable de calcul Poids Pds(c) = ...	**Calculez votre Poids souhaitable :** Pds(S) = Pds(c) + Z = ...	**Votre Poids actuel** = ...	**Différence Poids** = ...

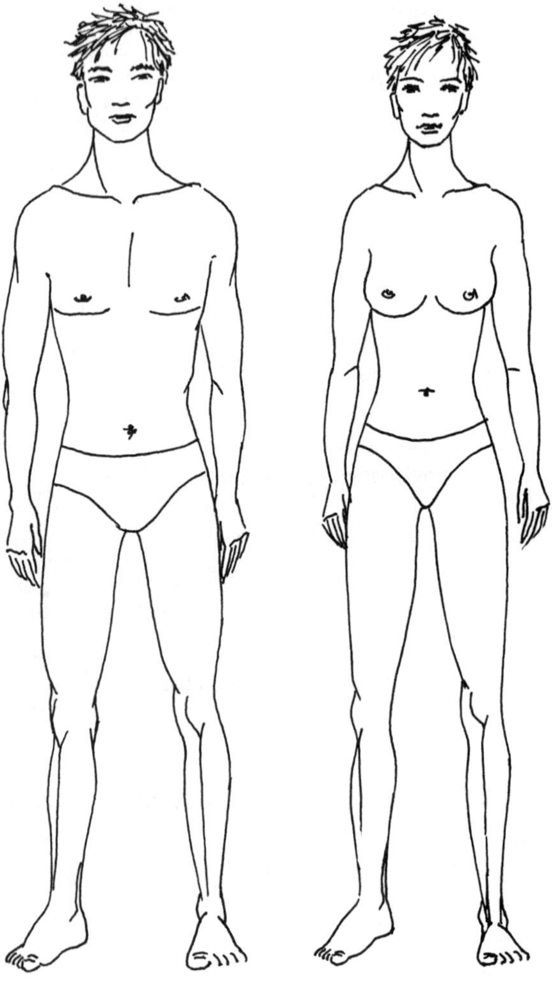

Les Galilée

Identifiez votre morphotype

Grâce à l'évaluation morphologique que vous venez de faire, vous connaissez maintenant vos défauts physiques et vos valeurs souhaitables.

Depuis longtemps déjà vous vous plaignez d'avoir trop de hanches mais pas assez de seins, un peu trop de ventre et un torse pas assez développé, une taille fine mais pas de fesses... Chacun d'entre nous a ses petits défauts physiques.

Pourtant, nous pouvons dire qu'il existe des grandes familles morphologiques : certains sont enrobés à des endroits bien précis, d'autres ne savent pas par où commencer pour perdre du poids.

Il va s'agir de définir ensemble à quel morphotype vous appartenez et dans quel sens vous allez devoir modifier votre alimentation pour retrouver un corps en bonne santé et esthétiquement bien équilibré.

Morphotype Galilée

Voilà le morphotype que nous avons défini comme étant celui d'une personne « parfaite », c'est-à-dire la description d'un corps à la fois beau esthétiquement et équilibré, donc en bonne santé.

La morphologie idéale, à laquelle chacun d'entre nous a le droit de prétendre, se définit ainsi :

– un tour de poitrine égal à celui des hanches ;

– pour les femmes, un tour de taille de 30 cm de moins que celui-ci et, pour les hommes, de 20 cm de moins.

Ses valeurs actuelles sont identiques à ses valeurs souhaitables.

Les caractéristiques du morphotype Galilée sont donc :

Galilée
Un visage fin
Un tour de poitrine égal à celui des hanches
Une taille fine
Des membres bien proportionnés
Valeurs actuelles = valeurs souhaitables

Morphotype Chéops

C'est un type morphologique qui touche essentiellement les femmes.

Dans ce type, on a une impression de bassin large, avec une **silhouette en pyramide.**

Le volume corporel s'est déplacé vers le bas, les hanches s'arrondissant pendant que la poitrine s'amaigrit.

Une variante cependant : les seins peuvent être assez ronds, mais sur un torse démusclé.

Dans le type Chéops, le poids n'est pas le principal problème : en effet, les Chéops sont, en général, plus gros que lourds.

Les caractéristiques du morphotype Chéops sont donc :

Chéops
Peu de seins
Une taille épaisse
Des hanches fortes (avec cellulite)
Des fesses pas très musclées
Mais trop de cuisses
Une culotte de cheval

• Sous-morphotype Maya

Ce morphotype est une variante du type Chéops. En forme de trapèze ou de pyramide tronquée, le corps est plutôt normal du haut, mais tous les kilos et les volumes sont stockés dans le bas, au niveau de la taille et des hanches.

Le Maya est gros. Il pèse lourd, au contraire du Chéops, qui peut être gros, mais léger. Chez les Maya, la silhouette massive paraît déséquilibrée. On remarque aussi cette silhouette chez les hommes.

Les caractéristiques du morphotype Maya sont donc :

Maya
Des seins ou pectoraux normaux
Des épaules et des bras plutôt menus
Une taille épaissie
De la cellulite sur les fesses
Une culotte de cheval
Des cuisses et des jambes beaucoup trop grosses

• Sous-morphotype Rubens

C'est un morphotype courant chez les femmes gourmandes mais qui essayent de maigrir.

Les volumes se situent dans le bas du corps, mais une personne du type Rubens est le plus souvent légère.

Les caractéristiques du morphotype Rubens sont donc :

Rubens
Une poitrine normale
Des seins un peu alourdis
Des bras et avant-bras dodus
Une taille épaissie
Des hanches larges
Des fesses dodues
Des cuisses larges (avec de la cellulite)
Des jambes dodues

Morphotype Schwarzy

La silhouette du type Schwarzy est essentiellement masculine. En forme de pyramide inversée, elle est athlétique et parfois anguleuse.

On se trouve face à un corps sec, exempt de graisse, où l'ensemble des volumes musculaires se trouve situé dans le haut.

Les caractéristiques du morphotype Schwarzy sont donc :

Schwarzy
Un torse très développé (en déséquilibre avec le reste du corps)
Une poitrine très musclée
Mais des seins inexistants
Des bras musclés
Une taille fine
Un ventre plat et musclé
Des fesses maigres et musclées
Des hanches creuses
Des jambes normales ou fines

• Sous-morphotype Mae West

Mae West (1892-1980) est une actrice américaine des années 1940 connue pour sa poitrine opulente. C'est l'exemple même de la femme du début du siècle. Rappelez-vous les photos de vos grands-mères. Le corset leur faisait une taille hallucinante de minceur et mettait la poitrine en avant.

Sa silhouette est on ne peut plus simple à définir : tout dans la poitrine, un corps bien proportionné mais des seins opulents.

Les caractéristiques du morphotype Mae West sont donc :

Mae West
Des seins très volumineux
Une taille fine en proportion
Des hanches et des cuisses normales

• Sous-morphotype Don Camillo

C'est un morphotype beaucoup plus répandu chez les hommes. Le corps est alourdi par la graisse qui s'est stockée vers le haut et le milieu de la silhouette.

Les caractéristiques du morphotype Don Camillo sont donc :

Don Camillo
Des seins anormalement développés pour un homme
Une augmentation du volume global du tronc et des bras
Des avant-bras dodus
Des fesses peu musclées
Des cuisses et des jambes normales ou maigres

Morphotype Sablier

Une silhouette féminine qui peut être superbe, si les rondeurs sont agréables à l'œil. Malheureusement, c'est rare. Le type Sablier est celui des excès, même s'ils sont judicieusement placés. La taille paraît souvent particulièrement fine comparée au tour de taille et de poitrine.

Les caractéristiques du morphotype Sablier sont donc :

Sablier
Un cou fin
Des seins opulents
Des bras minces
Une taille de guêpe
Des hanches arrondies
Des fesses très rondes
Des cuisses et des jambes fines

Morphotype Monastique

Pour être plus imagé, on peut dire qu'il s'agit d'une silhouette en forme de tonneau. Tout le volume se situe au niveau du ventre, qui est porté en avant. Bizarrement, le reste du corps, et en particulier les jambes et les bras, est plutôt fin.

Les caractéristiques du morphotype Monastique sont donc :

Monastique
Une poitrine amaigrie
Des seins normaux
Des bras un peu grêles
Une taille épaisse
Un ventre proéminent
Des cuisses fines
Des jambes normales ou maigres

Morphotype Tronc d'arbre

C'est la silhouette la plus massive. Au risque de vous faire peur, ce morphotype est le pire de tous, aussi bien sur le plan de la santé que de l'esthétique.

La morphologie est monolithique, c'est-à-dire d'un seul bloc. Il n'y a plus de formes. Plus de taille, plus de hanches, plus de pectoraux ou de seins.

Où que le regard se porte, il y a pléthore.

Le Tronc d'arbre est le type de tous les excès. Ce sont ceux qui mangent de tout, beaucoup, et tout à la fois, sans tenir compte des besoins du corps.

Si ce morphotype est, en général, plutôt masculin, on rencontre malgré tout des femmes Tronc d'arbre.

Les caractéristiques du morphotype Tronc d'arbre sont donc :

Tronc d'arbre

Un visage augmenté de volume
Une disparition de la taille
Des hanches trop fortes
Des membres épais

Morphotype Ascétique

C'est l'inverse du Tronc d'arbre : il n'y a pas assez, partout ! Même s'il s'agit d'une silhouette très prisée chez les mannequins, elle n'est pas très équilibrée.

C'est celle d'une personne maigre, qui ne mange pas, qui n'a jamais faim ou dont l'appétit est vite calmé. La peur de grossir est souvent à l'origine de ce syndrome.

Les caractéristiques du morphotype Ascétique sont donc :

Ascétique

Peu de seins ou de pectoraux
Des membres fins
Une taille trop fine
Pas de hanches dessinées
Pas de fesses, ni de cuisses

Chapitre 3

Les morphotypes

Vous avez donc une idée plus précise du morphotype auquel vous appartenez. Il importe maintenant de rentrer plus en détail dans l'étude de chaque morphotype pour connaître quelles sont les erreurs de chacun d'entre eux et comment, sur la base de la *chrono-nutrition*, chacun pourra moduler cette nouvelle alimentation pour retrouver au plus vite ses formes souhaitables.

En fonction de vos erreurs alimentaires actuelles, je vais vous signaler quelle est la manière la plus rapide de retrouver les formes que vous souhaitez. Mais ces indications sont surtout valables pour le début de votre nouvelle alimentation. Une fois que vous aurez retrouvé cette silhouette « idéale », vous pourrez vous réadapter à la *chrono-nutrition* d'une manière plus générale qui, à long terme, est adaptée à chacun d'entre nous.

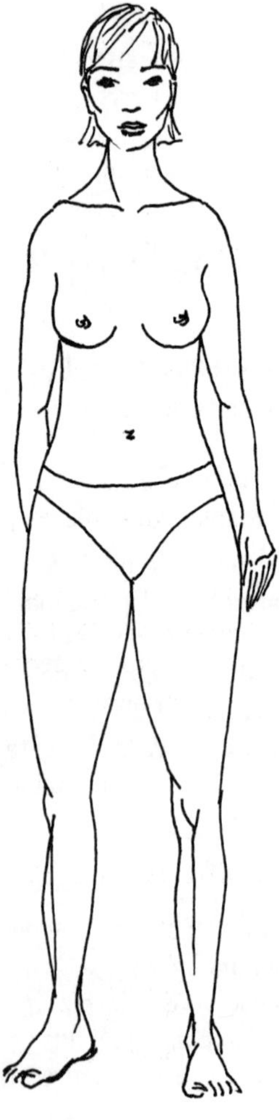

Les Chéops

Les Chéops

C'est un grand morphotype, très répandu chez les femmes. Il peut se résumer par une silhouette en pyramide. Ainsi, les personnes de ce morphotype sont fines du haut, avec tout le volume centré sur le bas du corps.

Vos mesures

En calculant la différence entre vos valeurs actuelles et vos valeurs souhaitables, vous avez obtenu :

- un tour de poitrine actuel inférieur à votre tour de poitrine souhaitable : **vous n'avez pas assez de poitrine.**
- un tour de taille actuel supérieur à votre tour de taille souhaitable : **vous avez une taille trop épaisse.**
- un tour de hanches actuel supérieur à votre tour de hanches souhaitable : **vous avez des hanches trop fortes.**

Vos erreurs

Vos erreurs alimentaires	
Vous mangez :	trop de légumes
	trop de féculents
	pas assez de viande
	pas assez d'aliments gras
	du potage le soir

Les principes diététiques, en général, vous ont fait croire que manger des végétaux et suivre une alimentation la plus légère possible, ou pire encore allégée, vous donneraient une belle silhouette. Les femmes Chéops sont donc de grandes dévoreuses de végétaux, soit pour maigrir, soit pour aller à la selle.

Si vous êtes Chéops, votre problème est peut-être d'être trop végétarien (vous mangez trop de végétaux), ou plus encore végétalien (vous ne mangez que des végétaux).

Les végétariens (ou, plus généralement, ceux qui mangent trop de végétaux) associent certaines protéines animales à leurs végétaux ; les végétaliens ont décidé de passer à l'état d'herbivores. Quant aux adeptes des allégés, ils remplacent la nourriture normale par des trucages alimentaires encore plus redoutablement carentiels.

Il va falloir dans tous les cas compenser l'excès de légumes, et surtout veiller à devenir plus carnivore, votre silhouette trahissant le profond déséquilibre de votre alimentation quotidienne.

Pour réapprendre à devenir carnivore, sans trop de peine, et à manger suffisamment gras, sans excès, il faudra vous réhabituer à une cuisine logique, adopter progressivement un style de vie très différent du vôtre, en acceptant de dévorer comme des loups au lieu de brouter comme des moutons.

Dernier conseil aux Chéops : vous croyez avoir un gros appétit. En réalité, ce sont les carences en protéines qui donnent cette sensation de faim.

Les risques

Pour ce morphotype, ils sont surtout esthétiques :

– pas assez de viande entraîne la perte des muscles et notamment des pectoraux ;

– pas assez de gras donne une peau sèche et maltraite vos cheveux, vos ongles, vos gencives, vos articulations ;

– trop de féculents donne du ventre ;

– trop de légumes vous gratifie d'une culotte de cheval et de cellulite. En effet, les légumes contiennent beaucoup d'eau et de sels minéraux. Et cette eau, fortement minéralisée, sera lentement distillée dans le système lymphatique et favorisera le développement de la cellulite.

En vieillissant, ce type d'alimentation vous fait courir d'autres risques, notamment des ulcères variqueux, ou pire des escarres, le cauchemar des gériatres. Tout cela par insuffisance des réserves en protéines et gras nécessaires à construire les cellules et à régénérer les tissus.

De plus, les Chéops se fatiguent beaucoup plus vite que les autres et affichent une moindre résistance à l'effort, au stress et aux infections. Ayant besoin de beaucoup de sommeil, ils ont souvent des fins de matinée et des débuts d'après-midi difficiles.

Que corriger ?

• Les volumes

Attention, vous avez plus de volume que de poids à perdre. Il sera donc tout à fait normal que pendant plusieurs semaines, voire même plusieurs mois si vous étiez végétarien (vous mangiez trop de végétaux) ou un pur végétalien (vous ne mangiez que des végétaux), vous ne perdiez que peu de kilos, mais énormément de centimètres. Vous illustrez ainsi la différence essentielle entre diététique et nutrition, la première ne voulant faire perdre que du poids alors que la seconde s'efforce de rééquilibrer les volumes.

Vous ne serez donc pas étonné que je sois très souvent obligé d'expliquer ce processus aux végétariens venant me consulter pour perdre du poids. Cette mise au point évitant tout désappointement devant une balance indiquant le même poids au fil des jours.

Je vous conseille donc fortement de prendre régulièrement vos mensurations plutôt que de vous peser. C'est là que vous verrez vraiment les résultats de vos efforts.

- **La poitrine et les seins**

À l'évidence, une Chéops doit retrouver des seins, ou du moins ne pas en perdre, si elle veut rééquilibrer correctement sa silhouette.

Mais souvenez-vous : les sucres rapides vont dans les seins, tandis que les légumes verts et les allégés vont dans les hanches et les fesses.

- **La taille**

Il faut l'affiner en diminuant les proportions de végétaux et en augmentant les proportions de viande.

- **Les hanches et le ventre**

Grâce à la *morpho-nutrition*, vos hanches vont dégonfler et votre ventre s'aplatir en même temps que vous conserverez ou embellirez vos seins.

- **Les fesses et les cuisses**

Vos fesses sont trop molles et vous avez le haut des cuisses en culotte de cheval. Il va donc falloir remuscler tout ça et cela sera possible en augmentant les aliments d'origine animale.

Comment rééquilibrer

Par une meilleure répartition des aliments dans la journée et surtout en respectant les proportions données. En devenant plus carnivore.

Le but étant de vous faire remanger comme tout le monde.

Réincorporer dans l'alimentation tout ce que vous en

aviez banni : fromage, viande, chocolat, entre autres. Leur élimination de vos menus était génératrice de carences (protéines animales, gras).

Rassurez-vous : vous ne grossirez pas, mais vous embellirez.

La viande rehaussera le volume de vos pommettes, le fromage du petit déjeuner vous donnera de l'énergie pour toute la matinée et le chocolat du goûter, entre autres avantages, vous dotera d'un superbe tonus cérébral.

Enfin, les personnes de votre morphotype ont tendance à faire de la rétention d'eau. Veillez donc à ne pas trop saler vos aliments.

Suivez-moi sans crainte, vous ne le regretterez pas.

Comment corriger vos erreurs

En mangeant : plus de viande
plus de sucre au goûter (pour les seins)
moins de féculents
moins de légumes

LE PETIT DÉJEUNER CHÉOPS

Le petit déjeuner doit vous permettre de commencer la journée en beauté. Il va surtout vous éviter le fameux « coup de pompe » de fin de matinée. Cet état de fatigue apparaissait soit parce que vous n'aviez rien mangé au petit déjeuner, soit parce que vous aviez absorbé des sucres rapides (miel, confiture, etc.) et semi-rapides (céréales, lait), lesquels provoquaient une montée d'insuline accompagnée d'un état de fatigue. Et la seule manière de répondre à cette montée d'insuline était d'absorber encore du sucre... Or, ce sucre serait si bénéfique s'il était pris au goûter !

Le fait de manger le matin des lipides (fromage, beurre) et des sucres lents (pain) va rétablir votre métabolisme et vous découvrirez rapidement le bonheur de cette alimentation naturelle qui permet de tenir toute la matinée, sans fatigue.

- **Le fromage**

Faites-vous plaisir. Reprenez goût aux bons fromages. Ne craignez plus de manger ceux que vous aimez, même s'ils sont gras. Mais oubliez définitivement le lait et les yaourts qui contiennent trop de sucre (lactose).

Je peux vous assurer qu'il vous faudra à peine 8 jours pour adopter ce nouveau petit déjeuner. Au point de ne plus pouvoir vous en passer.

Respectez les quantités adaptées à votre taille (voir p. 15) :

Pour une personne d'1,70 m : 70 g de fromage les jours de repos
100 g les jours d'activité

Vous n'êtes pas très amateur de fromage ou vous avez des difficultés à accepter leur ingestion matinale ? Cachez-les dans des tartes, des quiches ou même des potages bien gratinés, au lieu de les accompagner de pain tartiné de beurre.

Vous détestez vraiment le fromage ? Offrez-vous le plaisir de 2 œufs sur le plat, confortablement gratinés et délicatement posés sur une grosse tartine de pain de campagne grillée.

Ah !... si vous salivez d'envie, c'est que vous avez déjà gagné une partie de la bataille à mener contre vos vieux démons.

- **Les potages**

En général, les Chéops adorent les potages. Mais, de grâce, pas le soir ! Vous ne pourriez pas éliminer toute l'eau qu'ils contiennent car elle est retenue par les sels minéraux des légumes et par le sel utilisé pour saler le potage.

Le matin, ces potages seront beaucoup mieux gérés par l'organisme qui va pouvoir utiliser les sels minéraux dans la journée au lieu de les stocker la nuit, ce qui donne souvent de la cellulite.

Quoi de meilleur en plein hiver, par exemple, qu'une bisque de homard ou une soupe de poisson ou encore une soupe à l'oignon gratinée, agrémentée d'une quantité convenable d'emmental râpé et de petits croûtons qu'on pourra relever d'ail ?

- **Le pain**

Ôtez définitivement tout pain allégé ou trafiqué de votre alimentation. Reprenez des pains naturels, qu'ils soient de campagne, complets, au son, de seigle... pourvu qu'ils soient constitués de bonnes céréales et sans autres produits que de l'eau, du sel et du levain.

Vous en mangerez la quantité qui correspond à votre taille (voir p. 15), pas plus, pas moins, avec le plaisir de varier tous ces pains à votre fantaisie.

Pour une personne d'1,70 m : 50 g de pain les jours de repos
70 g les jours d'activité

- **Le beurre**

Sauf pour les personnes souffrant d'hypertension artérielle, auxquelles le sel est hélas formellement interdit, le beurre peut être aussi bien salé que demi-sel ou doux.

Et surtout, par pitié, pas de soi-disant beurres végétaux, aimable façon de désigner d'inutiles margarines.

Il en faut assez peu, mais il en faut et son apport en vitamine A est indispensable le matin.

Respectez les quantités adaptées à votre activité, quelle que soit votre taille :

- **10 g de beurre les jours de repos**
- **20 g les jours d'activité**

Si vous n'aimez vraiment pas le beurre, vous devez le remplacer par la même quantité de fromage. Cela augmente donc votre portion de fromage de 10 g les jours de repos et de 20 g les jours d'activité.

- **Les boissons**

Surtout pas de lait s'il vous plaît, vous savez à quel point le lactose confère à celui-ci un pouvoir grossissant. De toute façon, vous n'aurez plus besoin de cet aliment pour compenser votre manque de protéines, puisque vous allez accepter de redevenir carnivore.

Pas de fruits non plus (y compris sous forme de jus), ce n'est pas l'heure.

Pas de cacao. Le chocolat est un aliment qui se mange et, dans ce cas, il est trop tôt. Ou alors, cacao sans sucre et à l'eau. En aurez-vous toujours envie ?

À part les potages, il restera comme pour tous les autres morphotypes :

• **café, thé, tisanes et autres infusions** à condition qu'on n'y mette ni lait ni sucre, ou tout simplement une **eau plate ou pétillante,** peu minéralisée.

LE DÉJEUNER CHÉOPS

- **Les viandes**

C'est votre point faible. Vous n'en mangez pas assez. Dorénavant « carnivore d'abord » doit être votre credo. Mais n'assimilez pas le mot viande obligatoirement à des morceaux rouges et sanguinolents en les qualifiant de « barbaque », comme me le disait récemment une patiente végétalienne.

Tout comme pour le matin, il faut changer radicalement vos habitudes au repas de midi et venir à bout des réflexes herbivores, parfois bien ancrés, qu'il faudra combattre victorieusement.

Pour vous réhabituer à la viande, vous pouvez commencer par des viandes blanches, en sauce ou grillées. Vous devez réapprendre à apprécier les assaisonnements et les sauces. N'ayez plus peur de prendre des kilos à cause d'un bon plat de viande en sauce. Sachez seulement le manger au bon moment de la journée.

Si vraiment votre répulsion pour la viande est insurmontable, cachez-la dans des tartes, des farces, des hachis, des tourtes, des quenelles, mangez du saucisson...

Respectez la quantité minimale de viande :

• **Si vous n'avez pas une grosse activité physique,** mangez au moins votre hauteur en centimètres convertie en grammes de viande pesée crue, que vous pouvez remplacer par 3 œufs.

Pour une personne d'1,70 m : 170 g de viande pesée crue

• **Si la journée s'annonce très fatigante,** vous pouvez **ajouter jusqu'à 100 g** de plus que votre hauteur en centimètres.

Pour une personne d'1,70 m : jusqu'à 270 g de viande pesée crue

Si, exceptionnellement, vous remplacez la viande par des œufs, préparez-les en omelette, durs, mollets, brouillés ou en cocotte... et n'oubliez pas d'ajouter un peu de vinaigre, il joue un rôle plus important qu'on ne l'imagine sur le plan de la digestion. J'adore l'omelette baveuse mais je serais incapable de la digérer si je n'y ajoutais pas du vinaigre. Si vous avez l'estomac barbouillé après avoir mangé une omelette ou des œufs brouillés, faites comme moi la prochaine fois que vous en mangerez, vous aurez toutes les chances de beaucoup mieux la digérer !

- **Les féculents**

La part moyenne de féculents, pour une personne d'1,70 m, est de :

- **1 petit bol chinois de féculents**

À vous ensuite, à l'aide du tableau p. 16, d'adapter cette quantité à votre taille.

Vous pourrez les cuire comme vous les aimez, à toutes les sauces pourvu que vous ne dépassiez pas le volume d'1 petit bol chinois (25 cl) de féculents cuits.

Mais attention à respecter la règle d'or, particulièrement valable pour les Chéops :

Si j'ai faim, j'augmente la part de viande, jamais la part de féculents.

Préférez en accompagnement des féculents tels que le riz, le soja, les légumineuses, et forcez-vous à supprimer au maximum de votre alimentation les pâtes et les pommes de terre.

LE GOÛTER CHÉOPS

Votre principal problème au moment du goûter est que vous avez une fâcheuse tendance à toujours grignoter, tout au long de l'après-midi. Vous devrez donc, plus encore que les autres, considérer le goûter comme un repas à part entière, nécessaire à l'équilibre de votre journée. Cessez donc de grignoter à la va-vite et goûtez comme je vous le conseille pour calmer au maximum votre appétit, ce qui vous permettra de faire un dîner le plus léger possible.

- **Les gras végétaux**

Rappelez-vous que cette portion de gras végétaux doit être consommée **au moins 4 heures après votre déjeuner**, quand la faim se fait à nouveau sentir. Si votre déjeuner a été tardif ou un peu trop lourd, le goûter sera retardé, quitte à le substituer au dîner.

Les gras végétaux, qui ont une action apaisante, sont d'utiles coupe-faim pour prévenir un excès d'appétit le soir. Piochez parmi ceux que je vous propose pour le goûter (voir p. 18). N'hésitez pas à varier les goûters d'un jour sur l'autre pour éviter la désagréable impression de manger toujours la même chose et octroyez-vous régulièrement le plaisir de 30 g de chocolat noir.

- **Les fruits et dérivés sucrés**

Certaines femmes Chéops ont suffisamment de seins mais pas assez de poitrine, car elles ne mangent pas assez de viande.

D'autres n'ont pas assez de seins car elles ne mangent pas assez de sucre ou de fruits (et dérivés sucrés). Ou du moins, quand elles en mangent, ce n'est pas au meilleur moment de la journée. C'est pourquoi leur action bénéfique est inexistante. Vous êtes fatigué en fin de journée...

Or, c'est par l'action tonique et défatigante des fruits et dérivés sucrés que vous allez pouvoir terminer la journée sans qu'un manque d'efficacité en gâche les dernières heures.

Augmentez la part de fruits dans votre alimentation, vous ne vous en porterez que mieux ! C'est ainsi, par les fibres du gras végétal et des fruits, que vous compenserez la forte proportion de légumes ôtée de vos repas.

Vous réaliserez aussi un joli stockage au niveau des seins (grâce au sucre contenu dans les fruits), ce qui vous permettra de rééquilibrer encore mieux votre silhouette en vous faisant prendre du volume en haut pendant que vous en perdrez en bas.

LE DÎNER CHÉOPS

Contrairement à d'autres morphotypes, je vous conseille de ne pas sauter le repas du dîner. Les Chéops ont une forte tendance à ne pas manger suffisamment de protéines. Ce que je vous recommande pour le déjeuner peut ne pas suffire à satisfaire vos besoins en protéines pour la journée. Le dîner a pour vous une plus grande importance que pour les autres morphotypes.

- **Le poisson**

Le poisson s'élimine beaucoup plus rapidement que la viande. C'est pourquoi je le conseille pour le soir. Évitez d'en manger à midi, vous auriez à nouveau faim trop rapidement. Optez de préférence pour des poissons gras (voir liste p. 27) qui contiennent plus de lipides et rééquilibreront plus rapidement votre taux lipidique.

La portion variera en fonction de votre taille et de votre appétit :

Si vous avez une petite faim :

- **poisson gras ou fruits de mer à volonté ou un peu de viande blanche ou de volaille (maximum 130 g pour 1,70 m)**

Si vous avez très faim :

- **poisson gras à volonté, en sauce ou pas**

Privilégiez les plats riches, qui viendront compenser la pauvreté des apports protéiques, responsables de votre silhouette initiale. Vous risqueriez sinon de fâcheusement terminer la soirée par quelques sottises ou de vous réveiller en pleine nuit avec la tentation d'aller vider le réfrigérateur.

- **Les légumes**

L'idéal serait de faire l'impasse sur les légumes du soir, parce que vous avez pris des fruits à volonté au goûter.

Si cela vous est trop difficile, craquez tout de même pour un peu de légumes, mais sans dépasser les doses prescrites (voir p. 24) !

Starter

Mais n'oubliez pas : ces conseils ne sont là que pour vous aider dans les premiers temps de cette nouvelle alimentation. Une fois que vous aurez réussi à retrouver vos formes souhaitables, vous pourrez revenir à la journée type (voir p. 28) et suivre la *chrono-nutrition* comme je l'ai décrite au départ. Cette nouvelle nutrition est valable pour tous et vous permettra, à long terme, de conserver des formes équilibrées.

Tarte au pont-l'évêque et au livarot

Pour 4 personnes

Préparation : 15 min

Cuisson : 35 min

INGRÉDIENTS

250 g de pâte brisée « pur beurre »

1 pont-l'évêque

1/2 livarot

25 cl de crème fraîche

1 noix de beurre pour le moule

4 œufs

Sel, poivre du moulin

- Étaler la pâte, en garnir un moule à tarte de 25 cm de diamètre, bien beurré, piquer la pâte avec une fourchette.
- Laisser en attente au réfrigérateur.
- Ôter la peau des fromages et les couper en dés de 1 cm de côté.
- Préchauffer le four à 210 °C (th. 7).
- Dans un saladier, casser les œufs, les fouetter avec la crème, saler et poivrer.
- Disposer les dés de fromage sur le fond de tarte puis le contenu du saladier et enfourner pendant 35 min environ.

Bon à savoir

La tarte peut se déguster chaude ou tiède, on peut d'ailleurs la congeler et la réchauffer au four traditionnel (éviter le micro-ondes qui ramollirait la pâte).

Soupe à l'oignon gratinée

Pour 2 personnes

Préparation : 10 min

Cuisson : 25 min

INGRÉDIENTS

3 oignons moyens

6 tranches de pain complet bien sec

1 cuil. à soupe de farine

75 cl de bouillon de viande

2 cuil. à soupe d'huile d'olive

160 g de gruyère râpé

Sel, poivre blanc

- Faire chauffer l'huile à feu doux dans une casserole et y faire fondre les oignons coupés en tranches bien fines. Les laisser juste prendre couleur, saupoudrer alors de farine, remuer en laissant légèrement se colorer le mélange.
- Verser le bouillon et faire cuire pendant 20 min.
- Poivrer et saler légèrement.
- Préchauffer le four à 250 °C et faire griller les tranches de pain.
- Prendre 2 bols à gratin. Dans chacun d'eux, déposer 1 tranche de pain, y répartir dessus 1/3 de gruyère et verser la moitié du bouillon.
- Mettre une deuxième tranche, le deuxième tiers de fromage et verser le reste du bouillon.
- Poser la troisième tranche recouverte du troisième tiers de fromage.
- Faire gratiner au four 3 à 4 min, jusqu'à ce que le fromage soit doré.

Bon à savoir

- *On peut remplacer le bouillon fait maison par un sachet de soupe à l'oignon qu'on préparera en suivant les indications notées sur le sachet.*
- *Le bouillon peut se préparer d'avance, ce qui permettra de ne pas perdre de temps le matin.*

Escalopes de dinde au paprika

Pour 2 personnes

Préparation : 5 min

Cuisson : 15 min

INGRÉDIENTS

400 g d'escalopes de dinde

1 cuil. à soupe d'huile d'olive

15 g de beurre

1 échalote hachée

2 cuil. à soupe de persil haché

1 à 2 cuil. à soupe de paprika

Sel

- Dans une poêle, faire chauffer l'huile et le beurre, y faire fondre l'échalote.
- Quand elle commence à prendre couleur, ajouter les escalopes, les saler et les saupoudrer largement de paprika.
- Laisser cuire à feu moyen 3 à 4 min, les retourner, saupoudrer à nouveau de paprika.
- Laisser cuire encore 4 à 6 min suivant l'épaisseur des escalopes.
- Éteindre et parsemer de persil.

Accompagnement

1 petit bol chinois de pommes de terre sautées à l'échalote.

Crevettes au cidre en omelette

Pour 2 personnes

Préparation : 10 min

Cuisson : 20 min

INGRÉDIENTS

300 g de crevettes grises vivantes

1/2 litre de cidre

1/2 litre d'eau

4 œufs

1 cuil. à soupe de crème fraîche

2 grains de coriandre

1 bouquet garni

Sel, poivre du moulin

• Dans une casserole, mettre à bouillir le cidre et l'eau, saler fortement, poivrer, ajouter la coriandre, le bouquet garni et maintenir l'ébullition pendant 10 min.

• Dans ce court-bouillon, jeter les crevettes vivantes et compter 3 à 4 min de cuisson à partir de la reprise de l'ébullition, puis les sortir à l'aide d'une écumoire pour les égoutter, les décortiquer et les mélanger à 1 cuil. à soupe de crème fraîche.

• Battre les œufs en omelette.

• Dans une poêle antiadhésive bien chaude, verser les œufs battus en omelette et, quand celle-ci commence à prendre, éparpiller dessus les crevettes crémées puis rouler l'omelette pour les recouvrir.

• Servir aussitôt.

Accompagnement

1 petit bol chinois de germes de soja par personne.

Bon à savoir

Bien qu'il comporte une bonne part de crevettes, ce plat riche en œufs se mange le midi.

Poires au gingembre et aux noix

Pour 2 personnes

Préparation : 20 min

Cuisson : 10 à 15 min

INGRÉDIENTS

- 2 grosses poires
- 4 tranches de gingembre frais
- 1/2 cuil. à café de gingembre râpé
- 40 cerneaux de noix concassés
- 1 cuil. à café de jus de citron
- 2 cuil. à café de chocolat râpé
- 30 cl d'eau
- 1 gousse de vanille
- 3 cuil. à soupe de sucre

• Dans une casserole, verser l'eau, ajouter les tranches de gingembre, le sucre, la gousse de vanille ouverte dans le sens de la longueur et le jus de citron.

• Porter à ébullition et baisser le feu.

• Pendant ce temps, éplucher les poires, les couper en deux dans le sens de la longueur et ôter le cœur en gardant la queue.

• Poser les poires dans le sirop et maintenir le frémissement pendant environ 8 min suivant le degré de maturation des fruits. On saura qu'elles sont cuites quand une aiguille à tricoter pourra les percer sans résistance.

• Laisser refroidir dans le sirop.

• Disposer les poires dans 2 petites assiettes, napper de sirop et décorer avec le chocolat, les noix et quelques pincées de gingembre râpé.

Bon à savoir

• *Un thé de Chine sera particulièrement indiqué pour accompagner ce goûter subtil.*

• *On prendra sans faute 30 g de chocolat noir, sous la forme la plus riche possible en cacao.*

Lotte à l'américaine

Pour 2 personnes

Préparation : 20 min

Cuisson : 30 min

INGRÉDIENTS

500 g de filets de lotte

1 oignon haché

1 cuil. à soupe de concentré de tomates

6 tomates

4 cuil. à soupe de farine

1 verre à liqueur de cognac

20 cl de vin blanc sec

1 gousse d'ail débarrassée de son germe

4 cuil. à soupe d'huile d'olive

Sel, poivre blanc

Poivre de Cayenne

• Mettre la farine dans une assiette creuse, couper les filets de lotte en gros tronçons de 4 à 5 cm, les rouler dans la farine et les secouer pour en enlever l'excédent.

• Dans une poêle antiadhésive, faire chauffer à feu vif 2 cuil. à soupe d'huile d'olive, y mettre à dorer les morceaux de lotte qui vont rendre beaucoup d'eau. Jeter l'excédent d'eau pour remettre la poêle « à sec ».

• Arroser les morceaux de lotte avec le cognac, faire flamber, puis mettre la poêle hors du feu.

• Peler et couper les tomates en dés.

• Dans une sauteuse antiadhésive, mettre 2 cuil. à soupe d'huile d'olive, y jeter l'oignon haché pour le faire fondre. Dès qu'il est transparent, ajouter les tomates pelées coupées en dés, le concentré de tomates, la gousse d'ail écrasée, le sel, le poivre blanc, le poivre de Cayenne.

• Arroser avec le vin blanc, ajouter les morceaux de lotte et leur accompagnement.

• Laisser cuire à découvert 20 min à feu vif. Si le jus est resté trop liquide, ôter les morceaux de poisson et le faire réduire à feu très vif.

• Remettre ensuite les morceaux de lotte pour les réchauffer avant de servir.

Accompagnement

Les légumes du plat constituent la garniture.

Petits conseils de mode Femmes

Les conseils qui suivent sont, bien sûr, donnés à titre indicatif. Même à l'intérieur d'un morphotype, les silhouettes peuvent être très variables : taille, forme de la jambe, implantation des seins, etc. Prenez donc ces remarques pour ce qu'elles sont : des petites aides (à adapter en fonction de votre morphologie) pour vous mettre en valeur, en axant votre garde-robe sur vos atouts.

D'une manière générale

- Mettez en valeur votre buste.
- Pensez à bien vous regarder de face car certains vêtements, selon la coupe ou la matière, peuvent élargir les hanches et en revanche paraissent amincir vus de profil puisque ce type morphologique n'a pas de fesses.

Les hauts

- Choisissez des pulls et chemisiers près du corps pour mettre en valeur votre buste avantageux…
- Essayez des vestes courtes (à la pointe des hanches), appuyées à la taille et avec un petit *padding* (épaulettes) pour élargir un peu le haut du corps et faire paraître la taille plus mince.
- Si votre cou est un peu trop court, dégagez votre port de tête en mettant des hauts décolletés.
- D'une manière générale, ne choisissez pas des matières trop fluides pour ne pas vider le haut du corps qui paraît déjà beaucoup plus menu que le bas.

Les bas

• Préférez les jupes serrées à la taille, légèrement évasées à partir de la pointe des hanches, qui feront oublier vos hanches. Si vous avez des jambes plutôt longues, essayez la longueur sous le genou. Si vos jambes sont courtes, mieux vaut porter des jupes plus longues.

• Faites oublier vos kilos situés dans le bas du corps en portant des pantalons un peu larges et droits.

• Pour les vêtements du bas, choisissez des matières souples, plutôt fluides et surtout pas gonflantes pour ne pas alourdir encore plus.

Les manteaux et les robes

• Les robes courtes style *baby doll* ou chasuble sont parfaites pour les personnes de votre morphotype. La robe chasuble a le grand avantage de « meubler » le haut du corps qui est très menu car elle est portée sur un tee-shirt ou un pull de couleur gaie qui attire le regard. En jersey fluide ou flanelle fine, par exemple.

• Un manteau style redingote ou coupé à la taille affinera la silhouette.

Les imprimés et les couleurs

• Choisissez dans les fantaisies des rayures fines verticales et des petits imprimés dans le but, encore une fois, d'affiner la silhouette.

• Préférez les couleurs claires pour le haut et celles plus neutres pour le bas afin que le regard soit d'abord attiré vers votre buste.

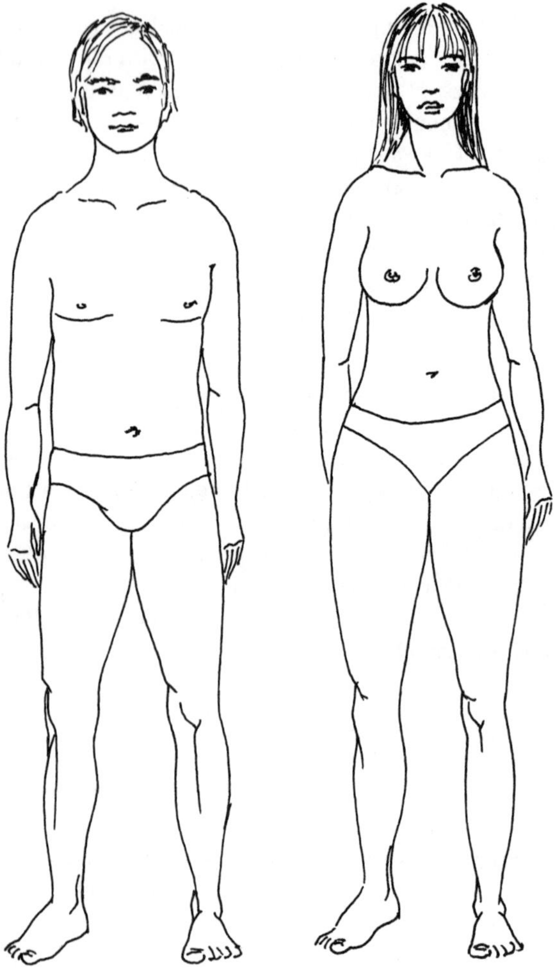

Les Maya

Les Maya

Je me suis rendu compte, en étudiant mes patients à l'institut IREN, que le morphotype Chéops comprenait quelques variantes. Les plus marquées sont celles que l'on peut appeler Maya et Rubens, dont je vais maintenant expliquer plus précisément les caractéristiques.

Les personnes appartenant au morphotype Maya présentent une silhouette en forme de pyramide tronquée. Comme les Chéops, la plus grande partie du volume du corps se situe dans le bas. Mais chez les Maya, le haut du corps est un peu moins fin que chez les Chéops. Le haut est donc moins disproportionné par rapport au bas du corps qui, lui, reste toujours trop important.

Vos mesures

En calculant la différence entre vos valeurs actuelles et vos valeurs souhaitables, vous avez obtenu :

- un tour de poitrine actuel à peu près égal à votre tour de poitrine souhaitable : **vous avez une poitrine normale.**
- un tour de taille actuel supérieur à votre tour de taille souhaitable : **vous avez une taille trop épaisse.**
- un tour de hanches actuel supérieur à votre tour de hanches souhaitable : **vous avez des hanches trop fortes.**

Alors que les seins et les pectoraux des Chéops sont trop petits, ceux des Maya sont normaux. Les Maya exagèrent la quantité de légumes et de végétaux dans une alimentation par ailleurs normale.

Vos erreurs

Vos erreurs alimentaires	
Vous mangez :	trop de légumes
	trop de féculents
	trop d'aliments « allégés » ajoutés à une alimentation classique

Si vous êtes Maya, vous êtes lourd et dodu, et cela à cause d'un excès de part végétale dans votre alimentation, alors que vous mangez une quantité normale de protéines et de lipides.

En fait, votre problème est que vous avez toujours tendance à trop manger. Vous n'avez pas ôté tel ou tel aliment, mais vous en avez ajouté. Votre apport en aliment animal est normal, mais vous vous êtes laissé aller sur les végétaux.

Les risques

C'est essentiellement la constipation. Les Maya ont rarement soif et boivent très peu, parce qu'ils se gavent de légumes et que ceux-ci leur apportent une très grosse quantité d'eau qui provoque de la rétention. En effet, leur organisme quotidiennement gavé de sels minéraux et d'eau stocke celle-ci. Cette rétention disparaîtra tout simplement en corrigeant l'erreur nutritionnelle.

La manière la plus naturelle de combattre cette constipation parfois opiniâtre sera de retrouver avec la diminution des légumes une soif naturelle qu'on calmera en buvant à nouveau en quantité suffisante et au bon moment : 1 grand verre d'eau fraîche avant les 3 repas et au coucher suffira.

Que corriger ?

• Le poids

Contrairement aux Chéops, vous êtes lourd. Et contrairement à toute idée reçue, c'est en diminuant les légumes, et à plus forte raison les féculents, que vous perdrez du poids.

• La taille

Il faudra l'affiner. C'est votre absorption intempestive de légumes qui l'épaissit. Ensemble, nous allons réduire cette part de légumes dans votre alimentation, et apprendre à les manger au moment opportun de la journée, de façon à ce qu'ils ne soient pas stockés là où il ne faut pas.

• Le ventre

On pourra le réduire notablement en réduisant les féculents.

• Les hanches et les fesses

En perdant du poids, votre silhouette perdra son surplus de volumes, là où vous le voulez.

Comment rééquilibrer

D'abord, en ôtant le surplus de végétaux et de féculents dont vous avez encombré votre alimentation.

Vous compliquez la tâche de votre organisme par des excès de toutes sortes.

Il va donc falloir compenser ces excès en réorganisant vos repas, notamment ceux du soir et du midi où un seul plat de protéines reprendra la place prépondérante qui lui est due.

Il faudra ne pas toucher à la part animale de votre alimentation, mais diminuer la part végétale.

Comment corriger vos erreurs

En mangeant : moins de féculents
moins de légumes

En supprimant : le pain

N'oubliez pas que vous avez une fâcheuse tendance à faire de la rétention d'eau : veillez donc à ne pas resaler systématiquement tous les plats.

Le schéma alimentaire quotidien sera le même que celui des Chéops, mais les Maya ont quelques travers bien particuliers à combattre.

LE PETIT DÉJEUNER MAYA

Pour parvenir à retrouver la silhouette dont vous rêvez, il va falloir changer du tout au tout vos mauvaises habitudes matinales. Oubliez le sucre, les céréales, les yaourts et le lait. La quantité de fromage du matin couvrira largement vos besoins en calcium. Oubliez aussi tous les produits allégés que vous avez longtemps imaginés anodins et sans incidence sur votre volume. Encore un petit effort pour abandonner la confiture du matin. Un peu de patience : vous pourrez vous régaler de cette gourmandise sucrée à l'heure du goûter.

La composition de votre petit déjeuner est celle de tous les morphotypes, c'est-à-dire qu'il vous faudra manger du fromage, du beurre et du pain.

• Le fromage

Votre nouvelle devise sera : « fromage, avant tout ». Tous les types de fromage vous seront bénéfiques. Et ne soyez pas regardant sur le taux de matières grasses. L'important est de vous donner l'énergie suffisante pour démarrer la journée en beauté.

Respectez les quantités adaptées à votre activité et à votre taille (voir p. 15) :

Pour une personne d'1,70 m : 70 g de fromage les jours de repos
100 g les jours d'activité

Si vous êtes un gros mangeur, vous pouvez, si vous le souhaitez, compléter cette part de fromage avec 1 œuf.

Pour éviter la lassitude, préparez-vous une assiette avec plusieurs portions de fromages variés (à pâte dure, à pâte molle, à croûte fleurie...). Profitez-en, il existe en France plus de 375 fromages, vous pouvez donc en goûter au moins un par jour !

- **Joker**

Si, malgré tout, l'envie vous tenaille de ces produits laitiers dont vous faisiez votre régal, une fois par semaine, de préférence un jour de congé, octroyez-vous ces yaourts (pas plus de 4) et ce lait qui vous font bâiller d'envie. Mais de grâce, sans sucre. Éventuellement, ajoutez une cuillerée à café de crème fraîche aux yaourts. Mais ce jour-là, prévoyez une matinée pas trop active, car le lactose contenu dans les yaourts et le lait ne permettra pas de calmer l'appétit aussi longtemps que le solide petit déjeuner de la semaine.

- **Le beurre**

Vous pouvez choisir du beurre doux, salé ou demi-sel, sauf si vous souffrez d'hypertension artérielle, dans ce cas le sel vous est interdit.

Respectez les quantités adaptées à votre activité et à votre taille :

Pour une personne d'1,70 m : 10 g de beurre les jours de repos
20 g les jours d'activité

Si vous n'aimez pas le beurre, augmentez de 20 g votre part de fromage. Mais sans augmenter le pain !

- **Le pain**

Puisque vous allez diminuer la quantité de légumes que vous mangiez en excès, il vous faudra retrouver des fibres dans d'autres aliments pour éviter des problèmes de transit intestinal.

Choisissez des pains non industriels, si possible au levain et riches en fibres comme du pain au son, au seigle, complet...

Respectez les quantités adaptées à votre taille et à votre activité :

Pour une personne d'1,70 m : 50 g de pain les jours de repos 70 g les jours d'activité

- **Joker**

Les adorateurs du croissant beurre et du pain au chocolat pourront exceptionnellement se livrer à une orgie hebdomadaire en y ajoutant thé, café ou infusion.

Mais attention, comme dans le cas du lactose des yaourts et du lait, il faudra prévoir une matinée pas trop longue et pas trop fatigante. Car le sucre ajouté dans les viennoiseries ne permettra pas de calmer l'appétit aussi bien et aussi longtemps que le solide petit déjeuner de la semaine.

LE DÉJEUNER MAYA

Comme pour tous les morphotypes, votre déjeuner se composera de viande et de féculents (voir la journée type p. 28). Jusqu'à présent vous mangiez suffisamment de protéines animales, mais trop de légumes et de féculents. En suivant les principes de la *chrono-nutrition*, vous allez réduire les apports en légumes et féculents. Oubliez aussi tous les plats préparés, dits « allégés » : ils vous feraient peut-être perdre du poids dans un premier temps, mais ils vous feraient surtout prendre du volume. Car pour satisfaire notre appétit, il faut deux à dix fois plus de nourriture « allégée » que d'aliments naturels.

Ne trichez donc pas avec votre alimentation, ce ne serait pas un bon moyen de perdre du poids. Car si par malheur vous arrivez à maigrir en vous aidant de faux-semblants alimentaires, que ferez-vous ensuite ? Si vous remangez comme avant, vous reprendrez votre silhouette antérieure additionnée d'un certain nombre de kilos. Et si vous persistez dans la voie des « produits allégés », vous irez tout droit vers la maigreur et son redoutable cortège de carences.

Comme pour les Chéops, il vous faudra définitivement oublier au repas de midi les légumes, les salades et le pain.

Vous allez donc définitivement supprimer le pain de votre déjeuner et réduire considérablement votre apport en autres féculents. Vous garderez les légumes pour le dîner.

- **Les viandes**

À midi, l'important va être pour vous de caler votre appétit pour éviter de ne pas avoir trop faim le soir. Il va donc falloir vous habituer à manger beaucoup de viande.

Adaptez cette part de viande à votre activité et à votre taille (voir p. 18).

Pour une personne d'1,70 m : de 170 à 270 g de viande

- **Les féculents**

Votre déjeuner sera également constitué d'une petite quantité de féculents, à adapter en fonction de votre taille (voir p. 19).

La part moyenne de féculents, pour une personne d'1,70 m, est de : **1 petit bol chinois de féculents.**

Préférez les pommes de terre aux pâtes, moins conseillées pour les Maya. Vous pouvez également vous régaler d'1 bol chinois de soja ou de champignons. En effet, les champignons sont des légumes un peu à part que vous pourrez manger à l'heure du déjeuner, ce qui aura en plus l'avantage de satisfaire votre envie de végétaux.

Si vous avez une faim dévorante, mangez la viande en premier pour éviter vos débordements végétariens... Calmez votre appétit en reprenant deux fois de la viande s'il le faut, mais surtout pas de féculents. Cela vous permettra de ne pas retrouver ce même appétit le soir.

LE GOÛTER MAYA

Il est pour vous aussi important que pour les Chéops et poursuit le même but : calmer vos penchants végétariens.

Comme vous avez plus d'appétit qu'eux, il faudra donc ne pas le négliger et veiller à le prendre quand vous aurez faim pour qu'il joue son rôle utile de coupe-faim.

- **Les gras végétaux**

Suivez le goûter de la journée type (voir p. 28), avec une préférence pour le chocolat qui est le meilleur des coupe-faim.

- **Les fruits et dérivés sucrés**

Étant donné que je vous conseille, à vous Maya, de réduire votre part de légumes, tout au long de la journée, vous pouvez compenser cette réduction de fibres en ne vous privant pas de fruits au moment du goûter et en ajoutant au goûter traditionnel 1 grand verre de cocktail de fruits frais.

Cocktail de fruits frais

Pour 1 personne
- 10 cl de jus d'orange
- 10 cl de jus d'ananas
- 10 cl de jus de pamplemousse
- 1 citron entier pressé

- **Si vous avez des problèmes de constipation persistants**

Pour résoudre ces problèmes de constipation persistants, vous pouvez également prendre, en remplacement du classique duo chocolat noir + fruits frais ou secs :

- **1 petit bol chinois d'un mélange de pruneaux et abricots**

+

- **1 petit bol chinois d'un mélange de noisettes, amandes, noix épluchées**

+

- **1 cocktail de jus de fruits frais**

LE DÎNER MAYA

- **Le poisson**

Votre dîner sera essentiellement composé de poisson, dont la quantité importera plus que la nature : gras ou maigre selon votre goût, mais il devra être suffisamment abondant. Ce sera le premier mets du dîner pour vous faire oublier les légumes ou du moins les réduire à leur plus simple expression.

- **Les légumes**

Vous savez que mon premier souci est de vous faire abandonner le trop-plein de légumes que vous aviez l'habitude d'ingurgiter chaque jour. Le soir, essayez de réduire le plus possible votre part de légumes sans jamais dépasser 1 bol chinois si vous mesurez 1,70 m. Cette quantité moyenne est, bien sûr, à adapter en fonction de votre taille (voir p. 24).

Gardez bien en tête que moins vous mangerez le soir, plus vous aurez faim le matin. Évitez donc tout excès tardif pour pouvoir manger un petit déjeuner équilibré le lendemain.

Starter

Mais n'oubliez pas : ces conseils ne sont là que pour vous aider dans les premiers temps de cette nouvelle alimentation. Une fois que vous aurez réussi à retrouver vos formes souhaitables, vous pourrez revenir à la journée type (p. 28) et suivre la *chrono-nutrition* comme je l'ai décrite au départ. Cette nouvelle nutrition est valable pour tous et vous permettra, à long terme, de conserver des formes équilibrées.

Tarte au maroilles et aux petits lardons

Pour 4 personnes

Préparation : 10 min

Cuisson : 25 min

INGRÉDIENTS

250 g de pâte brisée « pur beurre »

100 g de maroilles

40 g de lardons

2 œufs

100 g de crème fraîche

1 noix de beurre

1 cuil. à café de farine

Sel, poivre du moulin

- Dans une poêle antiadhésive, faire revenir les lardons.
- Préchauffer le four à 210 °C (th. 7).
- Tapisser un moule à tarte beurré et légèrement fariné avec la pâte brisée.
- Couper le maroilles en petits dés, le mélanger dans un saladier avec les œufs battus en omelette, la crème fraîche, les petits lardons sautés.
- Bien poivrer mais saler très légèrement à cause des lardons.
- Mettre à cuire au four pendant environ 20 min, jusqu'à ce que la surface de la tarte soit dorée.
- Servir chaud.

Bon à savoir

- *Cette tarte peut se préparer la veille et se réchauffer au four, mais pas au micro-ondes, qui ramollirait la pâte.*
- *Vous pouvez préparer cette tarte en vue de plusieurs petits déjeuners individuels et la découper en 4 parts individuelles que vous congèlerez.*

Paleron braisé à la bière

Pour 2 personnes

Préparation : 10 min

Cuisson : 2 h

INGRÉDIENTS

- 500 à 600 g de paleron de bœuf à braiser
- 1 oignon
- 1 carotte
- 2 cuil. à soupe d'huile d'olive
- 1 cuil. à soupe de farine
- 1 cuil. à soupe de moutarde forte de Dijon
- 2 cuil. à café de vergeoise (sucre roux)
- 1 trait de vinaigre de xérès
- 25 cl de bière
- 1 zeste d'orange
- 1/2 feuille de laurier
- 1 branche de thym
- Sel, poivre du moulin

• Demander au boucher de couper le paleron en tranches de 3 cm d'épaisseur.

• Dans une sauteuse, faire chauffer l'huile d'olive et mettre la viande à rissoler sur toutes ses faces. Saler, poivrer.

• Ajouter l'oignon émincé et la carotte coupée en rondelles.

• Quand les oignons sont transparents, ajouter la farine, remuer le tout à feu vif pendant 1 min puis verser la bière et le vinaigre de xérès.

• Ajouter la vergeoise, la moutarde, le thym, le laurier et le zeste d'orange.

• Dès que l'ébullition se fait, baisser le feu, couvrir et laisser mijoter pendant 1 h 45.

Accompagnement

2 petites pommes de terre par personne.

Melon à la cannelle et à l'anis étoilé

Pour 2 personnes

Préparation : 15 min

Cuisson : 10 min

INGRÉDIENTS

2 petits melons parfumés

40 g de sucre

2 bâtons de cannelle

2 étoiles de badiane (anis étoilé)

4 extrémités de brins de menthe

- Couper les melons en deux puis ôter les pépins.
- Prélever la chair du premier melon et la passer au mixeur.
- Verser cette purée dans une casserole, ajouter la badiane, la cannelle et le sucre.
- Laisser frémir pendant 10 min.
- Laisser refroidir et pendant ce temps faire des petites boules avec la chair du second melon, en utilisant une cuillère dite « parisienne ».
- Verser la purée refroidie dans les moitiés de melon, ajouter les boules de melon et décorer avec les épices et les petits bouquets de menthe.
- Servir très frais.

Bon à savoir

N'oubliez pas de prendre, en complément, 30 g de chocolat noir.

Un thé fumé rehaussera le goût du melon.

Blanquette de lotte safranée aux fonds d'artichauts

Pour 4 personnes

Préparation : 30 min

Cuisson : 30 min

INGRÉDIENTS

1 bon kg de queues de lotte épluchées et débarrassées de leur os

8 fonds d'artichauts surgelés

1 branche de coriandre

Sel, poivre du moulin

Pour le court-bouillon

1,5 litre d'eau

1,5 litre de vin blanc sec

1 carotte

1 oignon piqué d'1 clou de girofle

1 branche de céleri

1 orange non traitée

4 grains de coriandre

1 bouquet garni (persil, thym, laurier)

Sel, poivre du moulin

• Ôter le zeste de l'orange et le tailler en fins bâtonnets, puis presser l'orange pour en recueillir le jus.
• Dans une grande casserole, verser l'eau, le vin blanc, le jus de l'orange, les zestes, les grains de coriandre, le bouquet garni, l'oignon, la carotte épluchée et coupée en rondelles et la branche de céleri en tronçons, saler, poivrer.
• Couvrir, porter à ébullition et maintenir à petits frémissements pendant 20 min. Laisser refroidir.
• Faire cuire les fonds d'artichauts comme indiqué sur l'emballage, les égoutter, il ne reste plus qu'à les réchauffer.
• Mettre les queues de lotte dans une grande casserole, verser le court-bouillon refroidi et porter à ébullition à feu moyen.
• Quand le bouillon frémit, sortir les queues de lotte à l'écumoire et les maintenir au chaud.
• Filtrer le court-bouillon à l'aide d'une passoire au-dessus d'une casserole à large fond, sur feu vif, et laisser réduire de moitié.
• Pendant que le court-bouillon réduit dans un grand bol ou un saladier, mélanger 1 cuil. à soupe de crème fraîche avec le jaune d'œuf.
• Quand le bouillon a réduit (il doit en rester environ 1 litre), ajouter les 3 dernières cuillerées de crème en fouettant le mélange, ajouter le safran et faire réduire d'1/3 pour qu'il en reste environ 65 cl.

Pour la sauce

15 cl de crème fraîche (4 cuil. à soupe)

1 gros jaune d'œuf ou 2 petits

1 g de safran en filaments

Sel, poivre du moulin

• Baisser le feu, à partir de maintenant le bouillon ne doit plus bouillir. Prélever une louche de bouillon crémé et la verser en fouettant vivement dans le mélange œuf-crème, puis une deuxième louche tout en fouettant.

• Verser lentement le contenu du bol dans le bouillon crémé, laisser cuire sans cesser de remuer pendant 5 min, y déposer les lottes pour les réchauffer.

• Réchauffer les artichauts dans de l'eau bouillante, les égoutter.

Dans un plat creux de service chaud, disposer les queues de lotte entourées de 8 fonds d'artichauts.

• Recouvrir de sauce, parsemer de feuilles de coriandre grossièrement ciselées.

Accompagnement

Les légumes du plat constituent la garniture.

Bon à savoir

• *On peut préparer le court-bouillon la veille.*

• *La lotte étant un poisson gras et très nourrissant, ce plat du soir pourra se manger au déjeuner. Il faudra dans ce cas enlever les fonds d'artichauts et accompagner le plat avec 1 bol chinois de riz par personne que l'on nappera de la sauce.*

Lapin au citron

Pour 2 personnes

Préparation : 10 min

Cuisson : 1 h 10

Ingrédients

- 2 grosses cuisses de lapin
- 3 cuil. à soupe de farine
- 2 cuil. à soupe d'huile d'olive
- 3 gousses d'ail entières épluchées
- 1 citron
- 20 cl de vin blanc
- 1 branche de thym
- 1/2 feuille de laurier
- Sel, poivre du moulin

• Rouler les cuisses de lapin dans la farine et faire chauffer l'huile d'olive dans une poêle antiadhésive à fond épais.
• Quand elle est chaude, faire dorer les cuisses sur les deux faces, puis ajouter le vin blanc, les gousses d'ail et le citron coupé en tranches de 1 cm d'épaisseur.
• Laisser cuire 5 min et ajouter 30 cl d'eau chaude.
• Saler, poivrer, ajouter le thym et le laurier.
• Laisser mijoter à feu doux pendant 1 h et servir.

Accompagnement

250 g de brocolis au total.

Bon à savoir

Vous pouvez servir ce plat au déjeuner en ajoutant 1 petite cuisse de lapin par personne et en accompagnant d'1 bol chinois de purée de pommes de terre par personne.

Petits conseils de mode Femmes

Les conseils qui suivent sont, bien sûr, donnés à titre indicatif. Même à l'intérieur d'un morphotype, les silhouettes peuvent être très variables : taille, forme de la jambe, implantation des seins, etc. Prenez donc ces remarques pour ce qu'elles sont : des petites aides (à adapter en fonction de votre morphologie) pour vous mettre en valeur, en axant votre garde-robe sur vos atouts.

D'une manière générale

Vous avez un joli buste, plutôt menu, qui donne déjà une impression de minceur. Il va donc falloir le mettre en valeur et faire oublier le bas de la silhouette, plus épais.

Les hauts

- Privilégiez le buste avec des vêtements (tee-shirts, pulls, chemisiers) plutôt près du corps qui mettront en valeur vos formes.
- Des vestes légèrement appuyées à la taille pour donner une impression de taille fine. Ne les choisissez pas trop longues, mais plutôt à la pointe des hanches (os des hanches), ce qui permettra de mettre un pantalon ou une jupe qui vont absorber les hanches.
- Si votre poitrine est plutôt basse, pensez aux décolletés en V qui allongent le buste. Si votre poitrine est haute et le cou court, choisissez des hauts très décolletés. Si votre cou est long, le col cheminée sera parfait.

Les bas

• Des jupes un peu évasées bien prises à la taille ou même légèrement froncées cacheront avantageusement vos rondeurs. Si vous n'avez pas de ventre, vous pouvez penser aux jupes légèrement froncées ou avec des plis ouverts. Adaptez la longueur à votre hauteur et à vos jambes.

• Les femmes aux grandes jambes pourront se permettre toutes les longueurs de jupe. Et celles qui ont la chance d'avoir des jambes fines pourront porter des jupes au-dessus du genou. Sinon, préférez les jupes longues (mi-mollet ou aux chevilles) à adapter à votre style.

• Si vous avez trop de culotte de cheval, évitez les pantalons. Et si, malgré tout, vous tenez à vous mettre en pantalon, évitez absolument les pantalons « cigarette » (droit et étroit) qui ont tendance à élargir les hanches. Optez plutôt pour des pantalons souples, sans pinces, voire même élastiques qui suivront plus naturellement la forme de vos hanches et de vos jambes, sans trop les mouler.

• Choisissez des matières souples et fluides pour le bas, car elles affinent la silhouette.

Les manteaux et les robes

• Vous pouvez opter pour un manteau style enveloppant ou poncho si vous voulez cacher vos rondeurs à tout prix. Sinon, un manteau droit, sous le genou, ou plus long si vous le portez sur une jupe longue, sera tout indiqué.

• Portez des robes de préférence évasées, mais avec une taille marquée, même si vous avez une taille un peu épaisse, cela mettra en valeur vos formes féminines.

Les imprimés et les couleurs

• Choisissez des couleurs claires et gaies pour les pulls, chemisiers et tee-shirts, afin d'attirer les regards et de faire oublier le bas du corps en l'habillant de couleur sombre ou neutre.

• Préférez les petits imprimés, style impression cravate ou petits pointillés pour le bas. En haut, vous pourrez plus facilement vous permettre des gros imprimés.

• Et puis, ne l'oubliez pas, les rayures tennis (pour les pantalons) affinent à merveille la silhouette.

Petits conseils de mode Hommes

D'une manière générale

Cette silhouette est le contraire de la « taille mannequin ». C'est-à-dire que le haut, s'il est proportionné, s'oppose au bas où tous les kilos se trouvent stockés et rappelle les pyramides aztèques : épaules plus étroites que la taille et encore plus que les hanches.

Les hauts

• Il est important de porter des vestes et costumes toujours épaulés et structurés, ce qui permet de rééquilibrer cette silhouette en donnant au moins la même largeur aux épaules et aux hanches.

• Éviter tous les vêtements trop fluides, ce qui se traduirait par une silhouette large et monolithique. Mais éviter aussi les hauts trop étroits, ce qui accentuerait le déséquilibre entre le haut menu et le bas large.

• Les matières peuvent être gonflantes et volumineuses pour rétablir l'équilibre entre le haut et le bas.

• L'hiver et l'été, éviter les pulls en maille à col V trop profonds qui auraient tendance à accentuer la taille.

• Les chemises, plutôt longues, se portent en liquette pour cacher le contraste entre le haut et le bas.

Les bas

- Les pantalons doivent être classiques, fluides mais pas trop amples. Si le ventre n'est pas trop proéminent, choisir des pantalons droits ou tubulaires.
- L'été, les pantalons coulissants et les bermudas longs sont préférables aux maillots et shorts courts.
- Les matières doivent être fluides et pas trop épaisses.

Les manteaux et les pardessus

- Ils seront toujours épaulés et plutôt longs pour dissimuler le déséquilibre de la taille. Tous les blousons ou manteaux courts, surtout s'ils sont souples et ceinturés, sont à éviter car ils accentuent la taille et la lourdeur des jambes.
- Si les jambes sont suffisamment longues, les doudounes sont un bon élément de rééquilibre.

Les imprimés et les couleurs

- Éviter les couleurs vives ou les imprimés pour le bas qui doit rester le plus discret possible. Il faut favoriser les couleurs sombres. En revanche, pour les hauts, les couleurs et dessins sont tout à fait permis, sans toutefois tomber dans des excès de couleurs ou d'imprimés.

Les Rubens

Il y a dans le morphotype Rubens, essentiellement féminin, une certaine langueur savamment cultivée au siècle dernier par les grandes bourgeoises.

C'était pour elles une façon hautaine d'affirmer leur différence et l'opulence de leur richesse, et de rejeter dans leurs boudoirs les cocottes maigrelettes et aguichantes vers lesquelles louchaient leurs maris.

Les Rubens ont une silhouette assez proche de celle des Maya, mais chez eux les membres (bras et jambes) sont beaucoup plus dodus.

Vos mesures

En calculant la différence entre vos valeurs actuelles et vos valeurs souhaitables, vous avez obtenu :

• un tour de poitrine actuel à peu près égal à votre tour de poitrine souhaitable : **vous avez une poitrine normale.**

• un tour de taille actuel supérieur à votre tour de taille souhaitable : **vous avez une taille trop épaisse.**

• un tour de hanches actuel supérieur à votre tour de hanches souhaitable : **vous avez des hanches trop larges.**

Vos erreurs

Vos erreurs alimentaires

Vous mangez :	trop de légumes
	trop de fruits
	trop de laitages
	trop de grignotages
	pas assez de viande

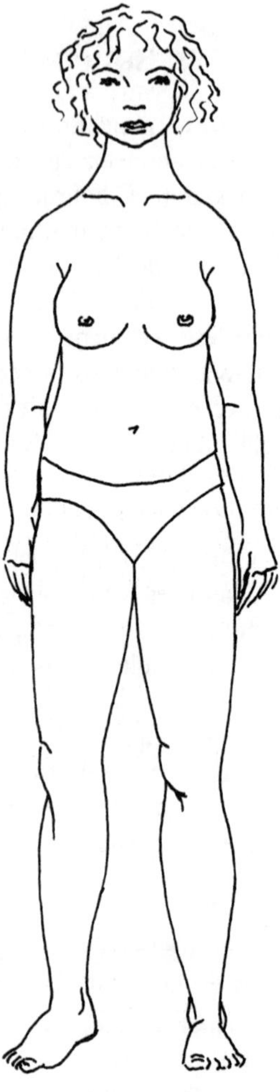

Les Rubens

Ne mangeant pas assez de corps gras et de viande, sous prétexte de maigrir, vous n'êtes jamais rassasié. Vous compensez alors en mangeant un peu n'importe quoi en dehors des repas et en vous jetant sur des quantités phénoménales de légumes pendant les repas, dans l'espoir de calmer votre faim. La principale erreur des Rubens est donc d'exagérer les végétaux et les grignotages.

Les risques

D'une part, le morphotype Rubens est passé de mode. D'autre part, c'est une silhouette qui vieillit mal et qui a tendance à « s'affaisser » avec l'âge.

Les volumes de graisse, même légère, ne sont pas soutenus par une masse musculaire suffisamment entretenue. Au fil des ans, l'exercice physique a fait défaut, alors qu'il aurait dû être à la mesure de votre gourmandise.

Les excès de sucre peuvent conduire au diabète. Mais on sait également qu'à l'inverse, un diabète peut être générateur de telles silhouettes.

Un simple contrôle de l'HbA1c (hémoglobine glycosylée) permettra de savoir si ces morphotypes sont responsables de la pathologie, ou si la pathologie aboutit à ces morphotypes.

Que corriger ?

• Les cuisses et les hanches

Votre corps n'ayant nul besoin de la quantité de légumes que vous lui imposez, ceux-ci se stockent au niveau des cuisses et des hanches.

- **Les volumes**

Le volume trop important, situé dans le bas du corps, est plus préoccupant que votre poids, car il gêne vos mouvements.

Difficile, en effet, de se livrer à des efforts physiques intenses et prolongés quand les cuisses se joignent trop étroitement, empêchant ou rendant fort douloureux tout mouvement trop vif des membres inférieurs.

On peut voir des Rubens étonnamment souples danser avec grâce et pourtant ne pouvant pas courir.

C'est pour cela que je conseille toujours aux Rubens de mincir avant d'envisager de se lancer dans quelque sport que ce soit.

- **Le ventre**

En diminuant les féculents, les desserts et les laitages contenant du lactose (yaourts, lait et la plus grande partie des fromages blancs).

- **Les bras et les jambes**

En diminuant les légumes.

Comment rééquilibrer

Vous devez réintroduire peu à peu la viande dans votre alimentation, en suivant les principes de la *chrono-nutrition*, afin de remplacer vos rondeurs dodues par des muscles.

Vous devez surtout cesser tous les grignotages intempestifs qui ponctuent votre journée. Non seulement vous devez mieux manger, mais vous devez aussi surveiller les heures auxquelles vous mangez. **Mieux vaut faire quelques repas bien nourrissants, plutôt que de répartir**

les aliments sur toute la journée, ce qui entraîne votre corps à en demander toujours plus, à n'importe quel moment. Plus vous habituerez votre corps à des petits grignotages, plus vous aurez faim alors que votre corps n'a pas réellement besoin de nourriture à ce moment précis.

Concentrez-vous sur les quelques repas-clés de la journée : vous ne vous en porterez que mieux.

Comment corriger vos erreurs

En mangeant :	plus de viande
	moins de laitages
	moins de petits gâteaux
	moins de légumes
	moins de sucres
En supprimant :	les boissons sucrées

LE PETIT DÉJEUNER RUBENS

Comme beaucoup d'autres, vous aviez le travers de faire un petit déjeuner de laitages, céréales et autres sucres rapides qui étaient catastrophiques pour votre silhouette et vous mettaient à plat pour la fin de matinée.

Essayez donc de vous en tenir au pain, fromage et beurre et je vous garantis que vous serez bien plus en forme et plus vite que vous ne le croyez.

- **Le fromage**

Évitez les fromages à pâte cuite et dirigez-vous vers des fromages à pâte molle comme le munster, le coulommiers, etc.

Vous êtes un gros mangeur et il va falloir caler cette faim matinale qui vous tenaille.

Adaptez les quantités que je vous propose selon votre taille et votre activité (voir p. 15).

Pour une personne d'1,70 m : 70 g de fromage les jours de repos 100 g les jours d'activité

- **Le pain**

Choisissez des pains bien nourrissants : pain de campagne, aux céréales, complet.

Pour une personne d'1,70 m : 50 g de pain les jours de repos 70 g les jours d'activité

- **Le beurre**

Salé, demi-sel (sauf pour les personnes souffrant d'hypertension artérielle) ou doux, n'hésitez pas à en tartiner votre pain, tout en restant dans des limites raisonnables. Adaptez les quantités en fonction de votre taille et de votre activité (voir p. 15) :

Pour une personne d'1,70 m : 10 g de beurre les jours de repos 20 g les jours d'activité

LE DÉJEUNER RUBENS

Votre principal travers est de vous goinfrer de légumes en vous disant que de toute façon « ça ne fait pas grossir ». Abandonnez s'il vous plaît vos idées préconçues et apprenez à remanger de la viande à midi ainsi qu'à limiter les végétaux à la quantité conseillée en les réservant pour le soir.

Autre règle d'or pour vous, cher Rubens : forcez-vous à **ne pas prendre de dessert.** Je sais, ce que je vous demande n'est pas facile pour des gourmands comme vous, mais c'est à ce prix-là que vous retrouverez une ligne équilibrée. Consolez-vous, je vais vous donner un petit truc infaillible pour réussir à résister au dessert, même pour des accros au sucré comme vous.

Dès que vous avez terminé votre plat, prenez sur-le-champ un thé ou un café non sucré. Vous ponctuerez comme cela immédiatement votre déjeuner, sans trop souffrir. Et puis, n'oubliez pas que vous pourrez vous rattraper de ce manque de sucré au moment du goûter. Alors prenez votre mal en patience...

- **La viande**

Mettez-vous bien cela en tête : **il faut, pour pouvoir mincir, que vous remangiez de la viande.** Grillée, en sauce, rouge, blanche... la viande peut se décliner à l'infini pour ne pas être monotone. N'oubliez pas d'adapter les quantités à votre taille et à votre activité (voir p. 18) :

Pour une personne d'1,70 m : de 170 à 270 g de viande selon votre faim

Mais vous pouvez aussi, si cela vous chante, scinder votre repas en deux parties : une entrée et un plat. Régalez-vous alors en entrée de poisson, charcuterie, ou œuf, puis ne prenez de la viande qu'en guise de plat. À coup sûr, grâce à ce petit stratagème, vous vous habituerez très vite à manger de la bonne viande à l'heure du déjeuner. Ne me dites pas que vous ne vous laisseriez pas tenter par un bon œuf mayonnaise suivi d'un steak ou un plat de viande en sauce...

- **Les féculents**

Pour parvenir à vos formes souhaitables, vous devez apprendre à réduire votre dose quotidienne de féculents. Toutefois, il est tout à fait possible que vous vous régaliez de vos pommes de terre tant aimées, à condition de les réserver pour le menu du déjeuner et dans des quantités raisonnables (que vous déterminerez en fonction de votre taille en suivant le tableau p. 19).

Pour une personne d'1,70 m : 1 petit bol chinois de féculents suffira

À vous d'innover chaque jour pour que vos déjeuners se suivent mais ne se ressemblent pas : pâtes, frites, riz, lentilles... Dirigez-vous, d'ailleurs, de préférence vers une bonne purée maison. Vous m'en direz des nouvelles...

LE GOÛTER RUBENS

De grâce, plus de thé sucré agrémenté de petits gâteaux, eux aussi sucrés. Le goûter est bien l'heure du sucré, mais pas n'importe comment.

Je vous ai demandé de ne pas prendre de dessert au déjeuner. Ce goûter n'est pas pour autant une espèce de dessert retardé. Méfiez-vous donc de vos envies et forcez-vous à ne pas goûter trop tôt.

Le rôle essentiel de ce goûter est de vous aider à dîner le moins possible. Retardez-le le plus possible dans cette optique. Un goûter complet, équilibré et pris le plus tard possible dans l'après-midi peut très bien faire office de repas du soir et vous éviter ainsi de prendre des kilos superflus en mangeant à un moment où vous en avez le moins besoin : avant d'aller vous coucher.

• Les gras végétaux

Vous pouvez piocher à votre guise dans les gras végétaux que je vous propose dans la journée type : graines, olives, avocat... Toutefois, je vous recommande tout particulièrement de prendre du chocolat (mais exclusivement du chocolat noir), qui est le meilleur coupe-faim qui soit. Dans ce cas, vous pouvez augmenter un peu la part habituelle recommandée en prenant 40 g de chocolat. Cela permettra de calmer au maximum votre appétit et de dîner très légèrement, voire pas du tout.

Vous pouvez aussi choisir de prendre des graines en guise de gras végétaux : amandes, noix, noisettes, pignons, noix de pécan, etc. : 1 bol chinois de ces graines vous fournira l'impression de grignotage que vous aimez tant, mais sans les risques qui vont avec !

- **Les fruits et dérivés sucrés**

Régalez-vous avec des fruits secs ou des jus de fruits frais mais, contrairement aux Chéops, n'augmentez pas outre mesure la part de fruits de votre goûter.

LE DÎNER RUBENS

L'idéal serait que vous ne dîniez pas, ce qui est tout à fait possible si vous avez pris un bon goûter tardif.

Si toutefois une petite faim se faisait sentir, n'hésitez pas à la calmer avec du poisson ou de la viande blanche.

- **Le poisson**

Poisson gras ou maigre (voir p. 27) dans la quantité qui vous fait envie. Le but de ce dîner étant de ne pas manger trop de légumes, servez-vous toujours le poisson en premier : il vaut mieux calmer votre faim avec du poisson qu'avec des légumes. Le poisson, aliment miraculeux pour ceux qui veulent perdre du poids, puisqu'il ne se stocke pas dans votre corps. Resservez-vous donc toujours de poisson, et pas du reste.

- **La viande**

Vous pouvez décider, pour changer de temps en temps, de faire un dîner de viande blanche. Dans ce cas, limitez la part à 40 g de moins que votre taille en centimètres.

Pour une personne d'1,70 m : 130 g de viande blanche le soir

- **Les légumes**

Ce dîner du soir est le seul moment où vous pourrez goûter ces végétaux que vous aimez tant. Mais sachez être raisonnable : pas plus d'1 bol chinois pour une personne d'1,70 m, à adapter en fonction de votre taille (voir p. 24).

Starter

Mais n'oubliez pas : ces conseils ne sont là que pour vous aider dans les premiers temps de cette nouvelle alimentation. Une fois que vous aurez réussi à retrouver vos formes souhaitables, vous pourrez revenir à la journée type (voir p. 28) et suivre la *chrono-nutrition* comme je l'ai décrite au départ. Cette nouvelle nutrition est valable pour tous et vous permettra, à long terme, de conserver des formes équilibrées.

Croque-monsieur campagnard

Pour 1 personne

Préparation : 5 min

Cuisson : 1 min

INGRÉDIENTS

4 tranches de pain de campagne

2 tranches de jambon cru

40 g de beurre

80 g de fromage à cuire ou de gruyère râpé

• Faire griller légèrement les tranches de pain de campagne, en tartiner 2 avec le beurre, ajouter sur chacune 1 tranche de jambon pliée en quatre et 20 g de fromage, couvrir avec les 2 autres tranches de pain.
• Parsemer le dessus des croque-monsieur de 20 g de fromage chacun.
• Faire chauffer 1 min au four à micro-ondes position maximum.

Bon à savoir

Si vous n'avez pas de micro-ondes, ne faites pas griller les tranches de pain, préparez vos croque-monsieur et passez-les 5 min à four très chaud.

Escalopes de veau au paprika

Pour 2 personnes

Préparation : 15 min

Cuisson : 15 min

INGRÉDIENTS

2 escalopes de veau de 250 à 300 g chacune

1 oignon

1 cube de bouillon de volaille

2 cuil. à soupe de farine

15 g de beurre

1 cuil. à soupe d'huile d'olive

2 cuil. à soupe de crème fraîche

1 citron

2 cuil. à café de paprika

1 cuil. à café de persil haché

Sel

• Mettre la farine dans une assiette, y poser les escalopes des deux côtés, les secouer afin d'éliminer l'excédent de farine.
• Les saler et les saupoudrer d'1 cuil. à café de paprika.
• Faire fondre le beurre. Quand il est chaud, y faire cuire les escalopes 2 à 3 min de chaque côté.
• Les poser dans des assiettes que l'on gardera au chaud.
• Verser l'huile d'olive dans la poêle. Quand elle est chaude, y faire fondre l'oignon finement émincé en remuant de temps à autre.
• Diluer le cube de bouillon de volaille dans 1/2 litre d'eau chaude. Verser 10 cl de ce bouillon dans la poêle sur l'oignon, faire réduire de moitié sur feu vif puis baisser le feu.
• Ajouter la crème fraîche, laisser épaissir et verser le jus d'1/2 citron, mettre en saucière et vérifier l'assaisonnement.
• Couper 2 rondelles de citron, en tremper une dans le persil, l'autre dans le paprika, les recouper chacune en deux et les disposer sur chaque assiette.

Accompagnement

Servir avec des coquillettes cuites à l'eau bouillante dans laquelle on aura ajouté le reste de bouillon de volaille et 1 feuille de laurier.

Mirabelles à la cassonade

Pour 1 saladier

Préparation : 10 min

Cuisson : 1 h

INGRÉDIENTS

1 kg de mirabelles

400 g de cassonade

- Laver les fruits, les piquer avec une fourchette.
- Préchauffer le four à 150 °C (th. 5).
- Dans un plat à gratin, mettre les mirabelles en couches alternées avec la cassonade.
- Recouvrir d'une feuille d'aluminium.
- Mettre au four pendant 1 h environ. À la fin de la cuisson, le sucre doit être complètement fondu.

Bon à savoir

- *Ces mirabelles peuvent se consommer chaudes à raison d'1 petit bol chinois par personne.*
- *Le reste se conserve environ 15 jours au réfrigérateur dans un bocal fermé et peut se consommer froid.*
- *N'oubliez pas de prendre, en complément de ce goûter, 30 g de chocolat noir.*

Filets de rouget au parfum d'orange sur fondue d'endives

Pour 2 personnes

Préparation : 15 min

Cuisson : 30 min

INGRÉDIENTS

500 à 600 g de filets de rouget

4 endives

1 orange (jus)

1/2 citron (jus)

1 petite cuil. à café de sucre en poudre

2 cuil. à café d'huile d'olive

20 g de beurre

Sel, poivre du moulin

• Préparer les endives : éliminer les feuilles flétries, couper le pied en le creusant pour enlever l'amertume.

• Couper les endives en rondelles d'1 cm d'épaisseur.

• Dans une poêle antiadhésive à fond épais, faire chauffer 1 cuil. à café d'huile d'olive, ajouter les endives, le jus d'1/2 orange et d'1/2 citron, saler, poivrer et poudrer de sucre en poudre.

• Couvrir et laisser mijoter à feu moyen pendant 10 min, puis ôter le couvercle et continuer la cuisson encore 10 min.

• Pendant que les endives cuisent, faire chauffer 1 cuil. à café d'huile d'olive et le beurre dans une poêle.

• Y poser les rougets côté peau pour les saisir pendant 2 min. Saler, poivrer.

• Les retourner pour finir la cuisson pendant 1 à 2 min suivant l'épaisseur des filets, verser le jus de la deuxième moitié d'orange pour déglacer la poêle.

• Placer les filets sur leur lit d'endives dans une assiette bien chaude.

Accompagnement

La fondue d'endives constitue une garniture suffisante.

Petits conseils de mode Femmes

Les conseils qui suivent sont, bien sûr, donnés à titre indicatif. Même à l'intérieur d'un morphotype, les silhouettes peuvent être très variables : taille, forme de la jambe, implantation des seins, etc. Prenez donc ces remarques pour ce qu'elles sont : des petites aides (à adapter en fonction de votre morphologie) pour vous mettre en valeur, en axant votre garde-robe sur vos atouts.

D'une manière générale

Votre atout principal est le haut du corps, essayez donc de le mettre en valeur pour faire oublier le bas qui est trop alourdi.

Les hauts

- Pour le haut, optez plutôt pour des tuniques ou pulls droits plutôt courts, jusqu'à la pointe des hanches (os des hanches). Les hauts courts ont toujours tendance à affiner le bas de la silhouette.
- Privilégiez les décolletés un peu loin du cou et même les petits V si le cou est court. Si le cou est long, le col cheminée ou même roulé sera parfait.
- Préférez des vestes légèrement pincées pour donner un effet de taille fine.
- Vous pouvez choisir les vestes avec un léger *padding* (épaulettes) pour mettre en valeur le haut et accentuer le buste qui est déjà menu.

Les bas

• Portez de préférence des pantalons droits, pas trop serrés et sans pinces, qui allongeront la jambe. De même, évitez les revers aux pantalons si vous êtes petite car ils coupent la silhouette.

• Dirigez votre choix vers des jupes droites, mais pas moulantes, ou bien vers des jupes légèrement évasées. Choisissez la bonne longueur en fonction de la morphologie de vos jambes, mais plutôt à mi-mollet pour allonger la silhouette. Mais si vous êtes petite, la longueur à mi-mollet peut avoir tendance à vous tasser.

• Évitez à tout prix les caleçons qui feront ressortir vos défauts au lieu de les masquer.

Les manteaux et les robes

• Portez en priorité des manteaux droits, pas trop larges pour ne pas encombrer la silhouette.

• Si vous avez la chance d'avoir des chevilles fines, dites-vous que cela allonge la jambe et que vous pouvez sans complexe vous permettre de porter des manteaux courts.

• Côté robes, prenez-les droites, chemisier si votre cou est long ou en maille (style tee-shirt), bien le long du corps sans le mouler.

• Vous pouvez aussi essayer des robes style chasuble : l'œil est attiré en priorité vers le buste et fait un peu oublier la taille.

Les imprimés et les couleurs

• Ne coupez pas la ligne par des coloris opposés pour le haut et le bas, pour donner une impression d'harmonie entre le haut et le bas.

• Optez plutôt pour des petits imprimés en bas et non pas pour des gros imprimés qui attirent l'œil.

Les Schwarzy

Les Schwarzy ont typiquement une **silhouette en pyramide inversée.** Si ce morphotype est plus souvent remarqué chez les hommes, on trouve tout de même quelques femmes avec cette « carrure d'athlète ».

Si vous êtes Schwarzy, vous êtes ce qu'on pourrait appeler des acharnés de la gonflette.

Vous pratiquez une activité physique d'autant plus intense que vous ne vous trouvez jamais assez athlétique. Et, bien entendu, votre régime nutritionnel va de pair.

Mais quand on veut trop, c'est trop. Vous avez créé une disproportion entre les aliments en inventant le « manger sec ». Horrible façon de supprimer toute langueur et tout molleton dans la silhouette pour en faire un monceau de muscles affleurant sous une peau tendue à craquer.

Vos mesures

En calculant la différence entre vos valeurs actuelles et vos valeurs souhaitables, vous avez obtenu :

- un tour de poitrine actuel supérieur à votre tour de poitrine souhaitable : **vous avez des pectoraux trop développés par rapport au reste de votre corps.**

- un tour de taille actuel à peu près égal à votre tour de taille souhaitable : **vous avez une taille normale.**

- un tour de hanches actuel à peu près égal à votre tour de hanches souhaitable : **vous avez des hanches normales.**

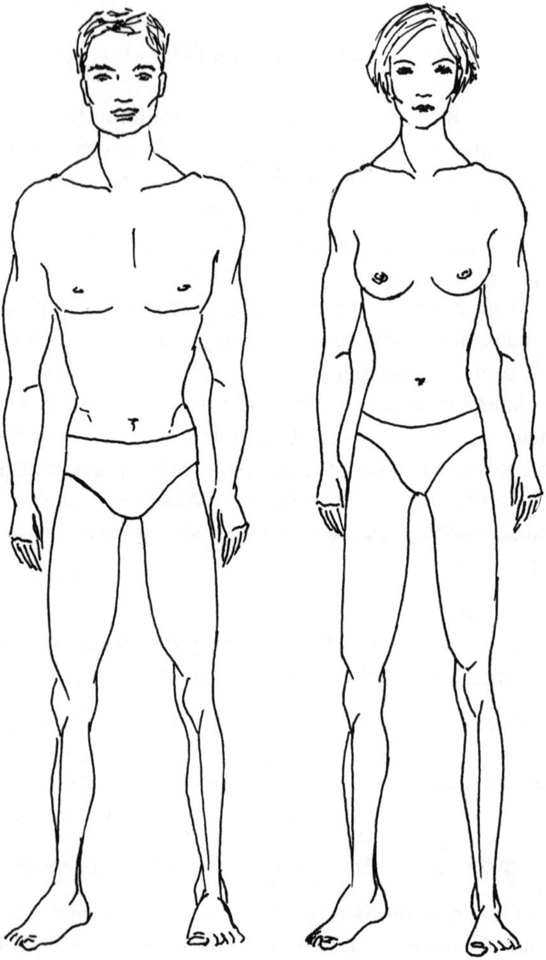

Les Schwarzy

Vos erreurs

Vos erreurs alimentaires

Vous mangez : trop de viande
pas assez de légumes
pas assez de poisson
pas assez de graisse

À force de développer votre musculature, vous avez exagéré le régime carnivore, ce qui vous a donné une silhouette à l'inverse du Chéops.

Mais l'exagération n'est jamais bonne conseillère. Le haut de votre corps est totalement disproportionné par rapport à votre taille et vos hanches. Même si un torse bien musclé est très esthétique, il faut aussi que le reste du corps suive pour ne pas en arriver à ressembler à une caricature du *body-builder.*

Les risques

Un tel régime risque d'accélérer le vieillissement du corps et du cerveau, privés de leurs composants lipidiques, salutaires protecteurs de la fatigue et du stress... car s'il n'en faut pas trop, il en faut suffisamment pour assurer l'équilibre d'un organisme en bon état.

Les Schwarzy sont *a priori* très sportifs, ou du moins très actifs et dynamiques. Mais leur nutrition devra rester impérativement liée à leurs efforts physiques, sous peine de spectaculaire prise de volume et de poids.

De plus, les Schwarzy n'ont pas le droit à la paresse. Pour conserver ce torse musclé, ils doivent s'imposer une discipline très stricte : au moins 1 heure de sport intensif par jour, s'ils ne veulent pas voir fondre tous leurs efforts et leurs muscles avec !

Et puis, avec l'âge, les séances sportives s'espacent et le Schwarzy pourrait bien se retrouver Monastique.

Attention aussi à bien vérifier le bilan biologique, surtout rénal. L'excès de protéines risque de provoquer une augmentation dangereuse de l'acide urique, de l'urée ou de la créatinine.

Que corriger ?

- **Les volumes**

Le Schwarzy a beaucoup trop de torse. En rééquilibrant la silhouette, les hanches ne paraîtront plus aussi minces.

Comment rééquilibrer

L'essentiel sera pour vous de mieux équilibrer votre régime nutritionnel actuel en apprenant à apprécier les légumes et la salade pour pouvoir diminuer un peu votre part actuelle de viande. Une alimentation équilibrée vous permettra de retrouver une silhouette équilibrée.

Comment corriger vos erreurs

En mangeant : plus de légumes, en particulier de la salade
En rééquilibrant : les proportions entre le végétal et l'animal

LE PETIT DÉJEUNER SCHWARZY

D'une manière générale, le problème de votre alimentation est que vous ne mangez pas assez de gras. Il va donc falloir corriger votre propension à « manger sec » et **réapprendre à manger du gras,** au bon moment de la journée.

Ainsi, le repas du matin sera là pour bien commencer la journée qui, chez les Schwarzy, est souvent très active.

- **Le fromage**

Choisissez de préférence des fromages gras. Contrairement à ce que l'on pourrait croire, les fromages à pâte cuite sont les plus gras. Ainsi, laissez-vous tenter par un bon gruyère ou de la tomme des montagnes.

Autres fromages particulièrement gras, donc énergétiques pour commencer la journée : l'époisses, le brillat-savarin, etc.

Pour savoir quelle quantité de fromage vous devez manger le matin, reportez-vous au tableau de la p. 15. Adaptez ainsi cette quantité à votre taille et à votre activité.

Pour une personne d'1,70 m : 70 g de fromage les jours de repos 100 g les jours d'activité

- **Le pain**

Optez de préférence pour du pain blanc, de la baguette, des pains légers.

Attention aussi à bien définir la part de pain à laquelle vous avez le droit en fonction de votre taille et de votre activité de la journée (voir p. 15) :

Pour une personne d'1,70 m : 50 g de pain les jours de repos 70 g les jours d'activité

- **Le beurre**

Ne vous privez pas d'une bonne tartine de pain beurré, soit au beurre doux, soit au beurre salé (sauf si vous souffrez d'hypertension artérielle et que le sel vous est interdit).

Pour une personne d'1,70 m : 10 g de beurre les jours de repos 20 g les jours d'activité

- **Et pour changer**

N'hésitez pas à vous offrir un petit déjeuner à l'allemande ou à l'anglaise (voir p. 16), en y ajoutant 80 g de fromage pour éviter de perdre le bénéfice de calcium qu'il apporte le matin.

Vous pouvez aussi vous régaler, par exemple, d'un petit déjeuner d'œufs brouillés au lard et aux saucisses. Vous allez vous faire très vite à cette nouvelle alimentation, surtout quand vous vous apercevrez que celle-ci vous fait retrouver vos formes souhaitables tout en vous apportant une agréable sensation de confort.

Et si, sportif comme vous l'êtes, vous décidez de faire 1 heure d'exercice physique dans la matinée, mangez une banane juste avant pour vous soutenir dans l'effort.

LE DÉJEUNER SCHWARZY

En premier lieu, faites très attention à ne pas remplacer le repas du midi par de l'exercice physique sous prétexte que vous n'avez pas eu le temps d'en faire le matin !

Non seulement, dans ce cas, vous ôteriez à votre organisme la possibilité de recharger ses réserves en protéines, mais en prime vous réactiveriez formidablement votre appétit du soir, ce qui aurait pour conséquence de vous conduire à devenir gros ou grosse au lieu d'être musclé, les excès du dîner ne pouvant absolument pas vous servir à augmenter votre masse musculaire.

- **La viande**

Tout vous est permis, mais essayez de panacher au maximum vos déjeuners. Choisissez des viandes blanches, en sauce, de la charcuterie et ne vous cantonnez pas à la viande rouge, comme vous en aviez l'habitude.

Vérifiez quelle quantité de viande vous devez manger à midi en fonction de votre taille et de votre activité (voir p. 18).

Pour une personne d'1,70 m : de 170 à 270 g de viande en fonction de votre faim et de votre activité

Mangez plutôt une choucroute, un cassoulet ou un bœuf en daube pour vous réhabituer aux viandes grasses et permettre à votre corps de stocker les corps gras qui lui manquent.

Manger trop maigre diminue à long terme l'élasticité de vos tissus et peut provoquer des élongations ou des « claquages » musculaires dont vous garderiez, croyez-moi, des souvenirs aussi douloureux qu'impérissables.

Si vous n'avez pas envie de manger uniquement de la viande au déjeuner, je vous suggère de scinder votre repas, donc votre apport en protéines, en deux parties :

En entrée : poisson ou œufs

En plat : viande

L'important est d'arriver à la quantité totale voulue, c'est-à-dire de 170 à 270 g, par exemple, pour une personne d'1,70 m.

- **Les féculents**

Dans les premiers temps, vous pouvez choisir de remplacer les féculents par **1 bol chinois de légumes verts,** ce qui vous permettra de rééquilibrer vos apports en sels minéraux.

Bien évidemment, prenez soin d'adapter cette quantité

moyenne fixée à 1 bol chinois en fonction de votre taille, à l'aide du tableau p. 19.

N'hésitez pas à alterner, selon vos envies et votre silhouette, les féculents et les légumes à parts égales au déjeuner.

LE GOÛTER SCHWARZY

Encore une fois, vous devez réapprendre à manger gras.

- **Les gras végétaux**

Vous goûterez avec 40 g de chocolat noir ou 1 avocat vinaigrette ou 1 bol entier de graines (noix, noisettes, amandes...) ou d'olives.

- **Les fruits et dérivés sucrés**

Vous vous contenterez d'un seul verre de jus de fruits naturels et préférerez les fruits secs aux fruits frais en ajoutant 1 bol de compote si vous avez mangé des légumes verts le midi et que vous ne souhaitez pas en manger le soir. Vous devez à tout prix éviter de bloquer, en mangeant trop de sucre, l'assimilation des lipides que votre organisme a besoin de restocker correctement.

En principe, il vous faudrait faire 1 heure de sport en fin de journée pour entretenir vos formes et les améliorer. Faites encore attention, dans ce cas, à bien manger une banane avant l'effort.

LE DÎNER SCHWARZY

- **Le poisson**

Comme pour tous, il sera essentiellement composé de poisson, gras de préférence (voir liste des poisson gras et maigres p. 27), ou de fruits de mer à volonté. Les variations sont nombreuses : vous pouvez griller le poisson ou le cuire au court-bouillon, à la vapeur ou encore en papillotes...

- **La viande**

  Si vous choisissez de faire un dîner de viande blanche ou de volaille, celles-ci seront exemptes des petites sauces qu'on s'accorde habituellement.

  Vous pouvez vous servir **40 g de moins que votre hauteur en centimètres.**

  Mais attention, la viande blanche est réservée pour les petites faims. C'est la grande quantité de poisson ou de fruits de mer qui devra calmer une faim trop forte après le sport. Et si vous avez trop faim, révisez à la hausse votre repas du midi, car c'est celui-là qui vous apportera le plus de protéines utiles à votre anabolisme musculaire.

  Cela peut également signifier que le remplacement des féculents par les légumes verts le midi a entraîné une baisse trop importante de votre provision de sucres lents.

  Dans ce cas, reprenez des féculents au déjeuner, sans exagération bien sûr, et n'oubliez pas de remettre en même temps la petite part de légumes du soir, sans remplacer ceux-ci par plus de fruits au goûter, ce qui dans votre cas de sportifs acharnés ne serait pas une bonne idée. Par contre, deux bananes au lieu d'une avant le sport permettront éventuellement de calmer cet excès d'appétit le soir.

Starter

Mais n'oubliez pas : ces conseils ne sont là que pour vous aider dans les premiers temps de cette nouvelle alimentation. Une fois que vous aurez réussi à retrouver vos formes souhaitables, vous pourrez revenir à la journée type (voir p. 28) et suivre la *chrono-nutrition* comme je l'ai décrite au départ. Cette nouvelle nutrition est valable pour tous et vous permettra, à long terme, de conserver des formes équilibrées.

Œufs brouillés au lard et aux saucisses

Pour 2 personnes

Préparation : 5 min

Cuisson : 10 min

INGRÉDIENTS

2 œufs

2 saucisses de Francfort

60 g de lardons

10 g de beurre

• Couper les saucisses en cubes, les faire revenir avec les lardons dans une poêle anti-adhésive chaude.

• Quand ils sont dorés, casser les œufs dessus et remuer pour bien mélanger le blanc et le jaune jusqu'à la cuisson désirée en y ajoutant le beurre par petits copeaux en fin de cuisson.

Accompagnement

1/2 baguette tartinée de 10 g de beurre, par personne.

Bon à savoir

• *Ce solide petit déjeuner est particulièrement bienvenu pour un long matin d'hiver.*

• *On pourra facilement en faire son déjeuner en doublant les rations mais en remplaçant le pain par 1 bol chinois de frites ou d'un autre féculent.*

• *On pourra, si la matinée n'est pas très active, déjeuner plus légèrement le midi sans fringale gênante.*

• *Dans tous les cas, si vous prenez ce plat le matin, ne mangez ni œufs ni charcuteries le midi qui suit.*

Onglet à l'échalote

Pour 2 personnes

Préparation : 5 min

Cuisson : 4 min environ

INGRÉDIENTS

500 g d'onglet

2 cuil. à soupe d'échalotes hachées

2 cuil. à soupe de vinaigre de xérès

1 cuil. à soupe d'huile d'olive

Sel, poivre du moulin

- Saisir la viande de chaque côté dans une poêle antiadhésive.
- Dès qu'elle est saisie, ajouter l'huile et les échalotes.
- Dès que la viande est cuite, la maintenir sur un plat chaud. La recouvrir de papier aluminium.
- Ajouter le vinaigre dans la poêle en raclant le fond avec une cuillère en bois et laisser réduire.
- Verser sur la viande et servir sur des assiettes chaudes.

Accompagnement

1 petit bol chinois de pommes de terre sautées ou de légumes verts par personne.

Bananes, caramel et chocolat en sorbet

Pour 2 personnes

Préparation : 10 min

Cuisson : 3 à 4 min

INGRÉDIENTS

2 bananes

1/4 de litre d'eau

75 g de sucre

1 bâton de vanille

2 boules de sorbet au chocolat noir

4 cuil. à soupe de caramel

- Dans une casserole, mettre l'eau, le sucre et la vanille, porter à ébullition, y plonger les bananes épluchées et les faire pocher 3 à 4 min.
- Égoutter les bananes, les couper en tronçons et les disposer sur une assiette, arroser de caramel.
- Servir avec 2 boules de sorbet au chocolat noir.

Bon à savoir

- *On peut utiliser du caramel prêt à l'emploi et du sorbet acheté dans le commerce, mais on peut également confectionner son caramel (voir p. suiv.) et son sorbet (voir p. 144), ce qui est moins onéreux et bien plus savoureux !*
- *Ce goûter, très nourrissant, fait le bonheur des enfants.*
- *Il sera prudent, pour les adultes, de le réserver pour les fins de journée très actives, par exemple avant d'aller faire du sport ou de longues courses.*

Caramel fluide

Pour 1/2 litre

Cuisson : environ 10 min

INGRÉDIENTS

500 g de sucre

14 + 28 cl d'eau

1 cuil. à soupe de vinaigre d'alcool blanc

• Dans une grande casserole, mettre le sucre, le vinaigre et 14 cl d'eau sur un feu doux.

• Le sirop bouillonne et se colore peu à peu. Quand il devient roux et commence à fumer, verser doucement dessus 28 cl d'eau, en faisant attention aux projections.

• Prolonger l'ébullition pendant 1 min pour que le sucre fonde dans l'eau.

• Laisser refroidir et verser dans un récipient bien fermé, il pourra ainsi se conserver sans durcir 2 à 3 mois.

Sorbet au chocolat

Pour 1/2 litre

Cuisson : 10 min

Prise au froid : 3 à 4 h (sans sorbetière)

Ingrédients

1/2 litre d'eau

150 g de Confisuc

200 g de chocolat noir

50 g de cacao sucré

- Dans une casserole ou au micro-ondes, faire fondre le chocolat noir.
- Dans une casserole, porter à ébullition l'eau et le sucre à feu moyen.
- Remuer et, quand le sucre est dissous, faire cuire exactement 5 min à partir de l'ébullition.
- Laisser refroidir jusqu'à ce que le sirop soit à température ambiante.
- Incorporer alors le cacao et le chocolat noir fondu.
- Verser le tout dans une sorbetière et faire prendre.

Bon à savoir

On consommera 2 boules de ce délicieux sorbet par goûter, de préférence avec 1 jus de fruits ou 1 pomme cuite.

Pavés de saumon sur lit de fenouil et céleri

Pour 2 personnes

Préparation : 15 min

Cuisson : 20 min

INGRÉDIENTS

2 pavés de saumon de 200 g chacun

1 céleri en branches

1 gros pied de fenouil

Quelques graines d'anis

2 cuil. à soupe d'huile d'olive

Sel de Guérande, poivre du moulin

• Éplucher, laver et couper en dés le fenouil et le céleri.
• Dans une sauteuse, faire chauffer l'huile d'olive, y jeter les dés de fenouil et de céleri, saler et poivrer.
• Laisser cuire 8 min à feu moyen en remuant de temps en temps.
• Poser les 2 pavés de saumon sur les légumes, les poivrer et les saupoudrer avec les graines d'anis et un peu de sel de Guérande.
• Laisser cuire environ 10 min, suivant l'épaisseur des pavés de saumon.
• Quand le saumon est cuit, le servir en le décorant avec quelques feuilles de fenouil.

Accompagnement

Les légumes du plat constituent la garniture.

Fricassée de lapin aux petits légumes safranés

Pour 4 personnes

Préparation : 20 min

Cuisson : 45 min

INGRÉDIENTS

- 8 morceaux de râble de lapin (800 g)
- 300 g de lardons
- 4 fonds d'artichauts
- 300 g de haricots verts
- 200 g de champignons
- 1/2 chou-fleur
- 1/2 concombre
- 3 tomates
- 1 ou 2 citrons
- 2 cuil. à soupe d'huile d'olive
- 2 piments oiseaux
- 1 cuil. à soupe de farine
- 1 cube et demi de concentré de volaille
- 1 pincée de safran
- 1 feuille de laurier
- 1 clou de girofle
- Sel, poivre du moulin

- Éplucher le concombre. Peler les tomates.
- Détailler le chou-fleur en bouquets, le concombre en gros dés, les champignons en lamelles (les citronner), les tomates en quatre, les fonds d'artichauts en quatre (les citronner).
- Dans une cocotte, faire chauffer l'huile d'olive, y faire rissoler les lardons auxquels on ajoutera le safran, les piments, le laurier et le clou de girofle.
- Quand les lardons sont dorés, ajouter les morceaux de lapin que l'on fera également dorer.
- Saler, poivrer et saupoudrer de farine.
- Cuire environ 2 min en remuant.
- Dissoudre le concentré de volaille dans 1/2 litre d'eau bouillante et le verser dans la cocotte, amener à ébullition.
- Ajouter les fonds d'artichauts, les haricots verts, les champignons, le chou-fleur.
- Laisser cuire 10 min, puis ajouter les dés de concombre et les tomates, cuire encore 10 min après la reprise de l'ébullition.
- À l'aide d'une écumoire, disposer le lapin et les légumes dans un plat creux.
- Faire réduire à feu vif la sauce restant dans la cocotte jusqu'à ce qu'elle soit onctueuse.
- Vérifier l'assaisonnement et verser sur le lapin et les légumes.
- Servir bien chaud.

Petits conseils de mode Femmes

Les conseils qui suivent sont, bien sûr, donnés à titre indicatif. Même à l'intérieur d'un morphotype, les silhouettes peuvent être très variables : taille, forme de la jambe, implantation des seins, etc. Prenez donc ces remarques pour ce qu'elles sont : des petites aides (à adapter en fonction de votre morphologie) pour vous mettre en valeur, en axant votre garde-robe sur vos atouts.

D'une manière générale

Vous devez absolument penser à féminiser votre silhouette, et en particulier le haut du corps, notamment en mettant le tour de taille en valeur. En bas, tout vous est permis puisque vous êtes plutôt fine. Privilégiez les matières féminines et fluides et évitez les tissus trop « secs ».

Les hauts

• Pour les vestes, essayez de choisir des coupes féminines, en évitant par exemple les *blasers*. Pas d'épaulettes aux vestes (toujours pour privilégier la féminité), que l'on portera plutôt courtes et serrées à la taille.

• Préférez des hauts décolletés pour alléger le port de tête.

• Des manches fines et plutôt longues affineront vos bras, qui sont un peu trop musclés.

• Choisissez des matières fluides et féminines (type jersey ou soie) mais attention à ne pas vider le buste, ce qui estomperait les seins déjà petits.

• Par effet d'optique, il faut assortir le haut du vêtement avec le bas pour rendre son harmonie à la silhouette.

• Pour affiner le haut afin qu'il s'adapte au bas du corps, plus mince, portez des pulls un peu longs avec une ceinture un peu basse, ce qui allongera le buste.

Les bas

• Les jupes et pantalons peuvent être choisis légèrement taille basse, toujours pour allonger et féminiser le buste. Ils peuvent être légèrement près du corps en faisant toutefois attention à ne pas aplatir les fesses, qui doivent rester féminines. La longueur des jupes dépendra, bien sûr, de la longueur des jambes (toutes les longueurs vous sont permises). Mais si vous avez les jambes fines, essayez de les mettre en valeur en portant des jupes un peu courtes.

• Vous pouvez essayer des pantalons courts (style corsaire) et un peu larges du bas, surtout si vos jambes sont longues.

• Les pantalons droits et à pinces allongeront le bas de votre silhouette.

Les manteaux et les robes

• Les manteaux droits et les robes sans épaulettes doivent bien suivre le corps, ni de trop près ni de trop loin, car il ne faut surtout pas alourdir les hanches et le buste.

• N'hésitez pas à porter des robes qui féminiseront votre corps. Choisissez-les donc décolletées, mais évitez les robes chemisiers qui font plus masculines. Vous avez de belles jambes, alors profitez-en pour les montrer !

• Vous pouvez porter des robes un peu serrées à la taille ou avec une ceinture pour mettre votre tour de taille en valeur.

Les imprimés et les couleurs

• Au niveau des couleurs, essayez d'assortir votre haut avec votre bas pour harmoniser la silhouette.

• Choisissez de petits imprimés, plus féminins (surtout pour les hauts). Mais ne mettez surtout pas de rayures horizontales en haut, qui élargiraient encore plus votre buste.

Petits conseils de mode Hommes

D'une manière générale

L'allure générale de cette silhouette est plutôt bonne, même si, pour certains, il va falloir remplacer la graisse par du muscle. Cela permet donc d'utiliser l'ensemble du vestiaire masculin.

La silhouette est élégante avec des épaules larges et une taille étroite, il s'agit donc de la mettre en valeur.

Les hauts

• Tous les types de vestes et costumes, droits ou croisés, peuvent être portés. Certains souhaiteront atténuer leur largeur d'épaules en évitant les formes trop épaulées et choisiront des vestes déstructurées et souples dans des matières fluides.

• D'autres, par contre, souhaiteront mettre en valeur leur musculature et cette fameuse largeur d'épaules grâce à des vestes et costumes épaulés, des mailles près du corps et des chemises cintrées.

• L'hiver, tous les types de maille sont possibles : col roulé, rond ou en V, maille fine ou épaisse.

• L'été, des débardeurs, tee-shirts ou encore pulls fins en coton sont conseillés.

Les bas

• Tous les types de pantalons, là encore, sont possibles. Larges ou étroits, fluides ou cigarettes (droits et étroits), y compris les pantalons étroits et stretch. Pour les plus jeunes, les pantalons taille basse flatteront et accentueront la silhouette.

• De plus, l'été, les maillots de bain (style nageur) ou les shorts et bermudas peuvent être portés.

Les manteaux et les pardessus

• Ils pourront être fluides et amples ou droits, mais aussi épaulés ou avec des manches raglan (dont l'emmanchure remonte en biais jusqu'à l'encolure), et même ceinturés.

• Dans le cas d'une personne plus grande que la taille standard pour ce type de silhouette, éviter les manteaux courts et les redingotes.

• Dans le cas contraire, éviter les épaules trop marquées qui amplifieraient trop la carrure.

Les imprimés et les couleurs

• Là encore, la palette de couleurs utilisables est la plus large possible : foncé pour le haut si l'on veut atténuer l'ampleur des épaules, clair pour le bas ; ou bien imprimés et couleurs avec motifs grands ou petits.

• Si votre carrure est trop forte, éviter les imprimés trop prononcés.

Les Mae West

La Mae West est un morphotype uniquement féminin. Ici encore, le bas du corps est disproportionné par rapport au haut, puisque tout le volume se situe dans les seins. La femme Mae West a une poitrine particulièrement opulente et c'est ce qui caractérise sa silhouette.

Si elle reste fort prisée des Américains, la silhouette Mae West a peu de succès auprès de la gent masculine en France... car là encore, trop, c'est trop !

Ceux et celles qui liront par curiosité ce petit chapitre doivent savoir pour leur gouverne qu'une femme du morphotype Mae West consomme couramment aux États-Unis l'équivalent d'1 kilo de sucre par jour.

Vos mesures

En calculant la différence entre vos valeurs actuelles et vos valeurs souhaitables, vous avez obtenu :

- un tour de poitrine actuel largement supérieur à votre tour de poitrine souhaitable : **vous avez une poitrine trop opulente par rapport au reste du corps.**
- un tour de taille actuel à peu près égal à votre tour de taille souhaitable : **vous avez une taille normale.**
- un tour de hanches actuel à peu près égal à votre tour de hanches souhaitable : **vous avez des hanches normales.**

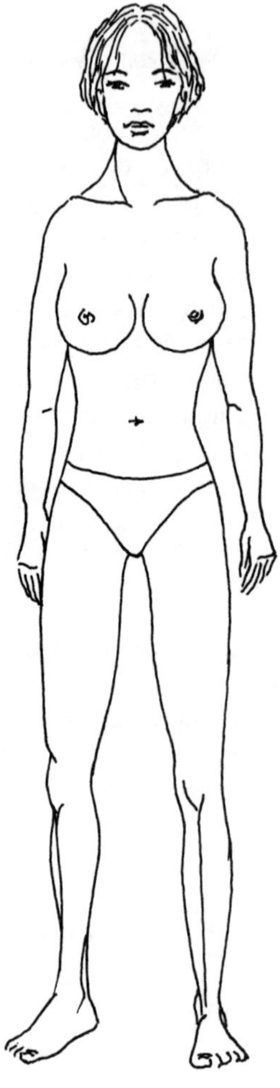

Les Mae West

Vos erreurs

Vos erreurs alimentaires
Vous mangez : trop de sucre

En effet, le principal travers de ces femmes est d'ajouter à leur alimentation beaucoup trop de sucre, qui vient directement se stocker au niveau des seins.

Par pitié, chère Mae West, arrêtez de mettre du sucre dans tous les plats. Mais arrêtez aussi de consommer des sucres rapides (sodas, bonbons, gâteaux...) entre les repas et à toute heure du jour.

Les risques

Les Mae West vieillissent mal. Leur visage de gros bébé joufflu, accompagnant obligatoirement l'excès de seins, perd tout son charme après 30 ans et devient encore plus gênant passé la cinquantaine. Comme si les Mae West, à cet âge, refusaient d'assumer leur maturité, se donnant de dérisoires silhouettes de poupées aux allures provocantes. L'âge se pare de tous les charmes s'il s'assume sur un corps résolument mince et bien équilibré.

Que corriger ?

• Les seins

Il vous faudra veiller à ce que votre tour de poitrine ne dépasse pas 70 cm de moins que votre hauteur, ceci quel que soit votre âge. Ne croyez surtout pas que ce soit impossible. J'en ai vu, j'en vois et j'en verrai encore des centaines d'exemples.

N'oubliez pas que l'idéal est d'avoir le même tour de poitrine que de hanches et 30 cm de moins pour la taille.

Comment rééquilibrer

Comment corriger vos erreurs	
En limitant :	votre consommation de sucres lents
En supprimant :	les sucres rapides en dehors du goûter les boissons sucrées

Surtout, cessez de boire sucré chaque fois que vous avez soif... et plus encore quand vous n'avez pas réellement soif !

D'une manière générale, prenez garde à ne pas trop saler vos plats, car vous avez tendance à faire de la rétention d'eau.

LE PETIT DÉJEUNER MAE WEST

Vous qui êtes une adepte du sucré, vous allez devoir le matin, plus qu'à toute heure de la journée, vous forcer à **restreindre votre consommation en aliments sucrés.** Oubliez vos tartines de confiture, céréales, fruits et autres yaourts sucrés, véritables catastrophes pour votre ligne.

- **Le fromage**

Pour vous habituer à manger du fromage le matin, commencez par des fromages doux, au lait cru. N'ayant pas un goût très fort, ils vous aideront à vous défaire du sucre, sans agresser votre palais dès le matin.

Vous prendrez en moyenne : 70 g de fromage les jours de repos
100 g les jours d'activité

Ces quantités ne sont valables que pour une personne d'1,70 m et sont à adapter en fonction de votre taille (voir p. 15).

- **Le pain**

Choisissez des pains nourrissants et solides comme du pain noir, par exemple. Mais évitez à tout prix les pains sucrés, tels que les biscottes, petits pains grillés ou tout autre pain industriel. En revanche, vous pouvez tout à fait faire griller vos tartines.

Pour une personne d'1,70 m : 50 g de pain les jours de repos
70 g les jours d'activité

Ces quantités étant à revoir en fonction de votre taille (voir p. 15).

- **Le beurre**

Doux ou salé (sauf pour les personnes souffrant d'hypertension artérielle et à qui l'on interdit le sel), tartinez votre pain de :

Pour une personne d'1,70 m : 10 g de beurre les jours de repos
20 g les jours d'activité

Ces quantités étant à revoir en fonction de votre taille (voir p. 15).

LE DÉJEUNER MAE WEST

Là encore, attention à votre taux de sucre...

- **La viande**

Les Mae West ont, en général, du mal avec la viande rouge. Vous pouvez donc, pour commencer, vous habituer à réintégrer la viande dans votre alimentation avec des viandes blanches, des volailles, des plats en sauce...

En revanche, respectez bien les quantités liées à votre taille et à votre activité : au minimum l'équivalent en grammes de votre taille en centimètres et au maximum 100 g de plus que votre taille.

Pour une personne d'1,70 m : de 170 à 270 g de viande au déjeuner

- **Les féculents**

Vous devez diminuer au maximum les aliments contenant des sucres lents. Ainsi méfiez-vous des féculents et préférez-leur les légumes verts.

Vous devrez vous contenter d'**1 bol chinois de légumes verts** si vous mesurez 1,70 m, une quantité à adapter en fonction de votre taille (voir p. 19).

Et pour finir, résistez à l'envie de prendre un dessert pour ponctuer le repas par une note sucrée. Vous pouvez prendre, tout de suite après votre plat, un café ou un thé non sucré, ce qui vous permettra de finir votre repas sans trop avoir l'impression d'être puni. Sinon, dites-vous que vous aurez tout le loisir de vous rattraper au goûter.

LE GOÛTER MAE WEST

- **Les gras végétaux**

Piochez dans les différentes possibilités de gras végétaux : chocolat, graines, olives ou avocat. Si vos choisissez de prendre du chocolat, limitez-vous à 30 g et éliminez les chocolats aux fruits (comme le chocolat aux raisins) qui sont particulièrement sucrés.

- **Les fruits et dérivés sucrés**

Certes, le moment du goûter est celui où vous avez le droit à ce que vous chérissez tant, le sucre. Mais cela ne veut pas dire qu'il faille se diriger vers les aliments les plus sucrés, bien au contraire.

Dans la mesure du possible, ne mangez pas trop de

fruits : privilégiez les compotes (à raison d'1 bol chinois) ou les pommes cuites (2 par personne), plutôt que les fruits frais. De même, évitez les jus de fruits frais, souvent trop sucrés pour être raisonnables.

Mais vous pouvez sans hésiter diriger votre choix vers les abricots secs qui, eux, ne sont pas très riches en sucre.

LE DÎNER MAE WEST

- **Le poisson**

Dans la mesure du possible, préférez les poissons maigres aux poissons gras. Vous trouverez la liste – non exhaustive – des différents poissons en p. 27.

En effet, les poissons maigres, comme leur nom l'indique, sont moins nourrissants que les poissons gras, et cela vous permettra d'avoir faim le lendemain matin.

Si vous avez très faim au moment de vous mettre à table pour dîner, commencez par manger le poisson (sans restriction quantitative) afin de caler votre appétit. Ensuite seulement, passez aux légumes.

- **Les légumes**

Conformément à la journée type, vous pouvez, le soir, vous régaler d'un peu de végétaux. Attention tout de même à respecter les quantités établies en fonction de votre taille (voir p. 24) et à ne pas trop saler votre plat.

Starter

Mais n'oubliez pas : ces conseils ne sont là que pour vous aider dans les premiers temps de cette nouvelle alimentation. Une fois que vous aurez réussi à retrouver vos formes souhaitables, vous pourrez revenir à la journée type (voir p. 28) et suivre la *chrono-nutrition* comme je l'ai décrite au départ. Cette nouvelle nutrition est valable pour tous et vous permettra, à long terme, de conserver des formes équilibrées.

Tartines de Rouy aux graines de sésame

Pour 1 personne

Préparation : 5 min

INGRÉDIENTS

70 g de pain aux graines de sésame

100 g de Rouy

20 g de beurre demi-sel

1 cuil. à café de graines de sésame

- Fendre le pain en deux, le faire griller juste assez pour qu'il soit doré mais reste bien moelleux.
- Le tartiner de beurre, étaler sur toute sa surface de fines tranches de Rouy.
- Parsemer de graines de sésame.

Bon à savoir

Les graines de sésame sont là pour rehausser le goût du pain, mais il est évident que, pour un petit déjeuner vite fait, elles ne sont pas obligatoires.

Lapin à la fleur d'oranger

Pour 2 personnes

Préparation : 10 min

Cuisson : 1 h

INGRÉDIENTS

- 4 belles cuisses de lapin
- 2 merguez
- 50 g de petits lardons
- 2 cuil. à soupe d'huile d'olive
- 4 cuil. à soupe de vin blanc
- 1 cuil. à soupe d'eau de fleur d'oranger
- 1/2 cuil. à soupe de vinaigre de miel à l'ail (ou mélanger 1/4 de gousse d'ail dans du vinaigre de miel)
- 1 échalote hachée
- 1 gousse d'ail
- 1 branche de thym
- 1 branche de sauge
- 1/2 feuille de laurier
- 1/2 cuil. à café de cannelle
- Sel, poivre du moulin

• Dans une sauteuse antiadhésive, faire chauffer l'huile d'olive, y faire dorer les cuisses sur les deux faces puis les débarrasser dans une assiette.

• Mettre à dorer les lardons puis les réserver avec les cuisses de lapin.

• Les remplacer par l'échalote hachée, puis lorsqu'elle est transparente remettre le tout dans une cocotte. Ajouter alors l'ail écrasé et les merguez découpées en petites rondelles.

• Arroser avec le vin blanc, le vinaigre et l'eau de fleur d'oranger. Saler, poivrer et saupoudrer de cannelle.

• Couvrir et laisser mijoter 45 min. Si la sauce réduit trop, ajouter, pour qu'elle reste fluide, 1 cuil. à soupe d'eau parfumée avec 1 cuil. à café d'eau de fleur d'oranger.

Accompagnement

1 petit bol chinois de purée de carottes.

Bon à savoir

Le lapin est la plus maigre des viandes, il pourra donc se manger en plus petite quantité le soir.

Omelette chinoise

Pour 2 personnes

Préparation : 15 min

Marinade : 20 min

Cuisson : 10 min

INGRÉDIENTS

200 g de viande de bœuf hachée

4 œufs

2 cuil. à café d'huile de sésame

1 cuil. à café de sauce soja claire

2 cuil. à soupe d'huile d'olive

4 cuil. à soupe de ciboulette ciselée

Sel, poivre du moulin

La marinade

2 cuil. à café de sauce soja claire

2 cuil. à café de xérès sec

2 cuil. à café d'huile de sésame

1 cuil. à café de sucre en poudre

- Préparer la marinade.
- Y mélanger la viande et la laisser mariner 20 min.
- Dans une poêle, chauffer à feu vif 1 cuil. à soupe d'huile d'olive. Dès qu'elle devient incolore, ajouter la viande et la faire cuire 2 min en la remuant, puis la retirer.
- Dans un saladier, battre les œufs et y ajouter l'huile de sésame, le sel, le poivre, la sauce soja et la ciboulette.
- Dans la poêle qu'on aura bien essuyée, mettre 1 cuil. à soupe d'huile d'olive et chauffer à nouveau à feu vif jusqu'à ce que l'huile devienne incolore. Bien la répartir alors dans toute la poêle, ajouter les œufs battus et les faire revenir toujours à feu vif jusqu'à ce qu'ils commencent à coaguler.
- Ajouter la viande et laisser cuire encore 1 min.
- Servir dans un plat chaud avec 1 petit bol de riz par personne.

Bon à savoir

- *Les œufs, tout comme la viande rouge, ne se mangent en aucun cas le soir. Ce plat est donc strictement réservé au midi.*
- *On peut très bien déroger aux coutumes chinoises et accompagner cette omelette d'1 petit bol chinois de légumes verts au choix.*

Filets de colin à la compotée de tomates et de poivrons

Pour 2 personnes

Préparation : 15 min

Cuisson : 30 min

INGRÉDIENTS

500 à 600 g de colin en filets

1 oignon émincé

1 poivron

2 tomates

8 olives noires

2 cuil. à soupe d'huile d'olive

1 cuil. à café d'herbes de Provence

1 cuil à café d'origan

1/2 cuil. à café de sucre en poudre

2 pincées de poivre de Cayenne

Sel, poivre du moulin

- Plonger les tomates 15 s dans l'eau bouillante, les peler et les couper en dés.
- Éplucher le poivron et le couper en dés.
- Dans une sauteuse antiadhésive à fond épais, faire chauffer l'huile d'olive et y faire fondre l'oignon émincé.
- Quand l'oignon est transparent, ajouter les dés de tomates et les olives. Saler, poivrer, ajouter le poivre de Cayenne et le sucre en poudre.
- Couvrir et laisser mijoter 15 min à feu doux puis déposer le poivron sur la compote qui s'est formée, la saler et la parsemer d'origan et d'herbes de Provence.
- Mettre le poisson par-dessus, couvrir à nouveau et laisser cuire à feu moyen environ 10 min suivant l'épaisseur des filets.
- Servir dans des assiettes chaudes.

Accompagnement

Les légumes du plat constituent la garniture.

Poires au sirop nappées de chocolat

Pour 1 personne

Préparation : 5 min

Cuisson : 1 min

INGRÉDIENTS

- 4 demi-poires au sirop
- 30 g de chocolat à pâtisserie
- 10 g de chocolat noir 70 % de cacao
- 1 petite cuil. à café de vergeoise
- 1 cuil. à soupe d'amandes effilées

• Dans un grand bol allant au micro-ondes, mettre le chocolat coupé en morceaux avec la vergeoise et 2 cuil. à soupe de sirop de poires, 1 min à puissance moyenne.

• À l'aide d'une fourchette, remuer ensuite le mélange et le verser sur les poires dans un petit bol ou une assiette.

• Parsemer d'amandes effilées et déguster le tout encore tiède.

Bon à savoir

Ce goûter, très sucré, ne supportera qu'une boisson sans sucre.

Filets de cabillaud au cidre

Pour 2 personnes

Préparation : 10 min

Cuisson : environ 20 min

INGRÉDIENTS

600 g de filets de cabillaud

1 cuil. à soupe de crème fraîche

1 branche de céleri

1/2 poireau

1 carotte

1 oignon coupé en rondelles

1/2 litre de cidre

1 branche de thym

1/2 feuille de laurier

2 branches de persil

Poivre concassé

Sel de Guérande

• Préchauffer le four à 160 °C (th. 5-6).
• Dans un plat allant au four, disposer les rondelles d'oignon avec le céleri, la carotte et 1/2 poireau coupés en tronçons d'1 cm.
• Poser les filets dessus, les parsemer de sel de Guérande et de poivre concassé.
• Ajouter le thym, le laurier, le persil et recouvrir de cidre.
• Mettre au four 20 min environ.
• Quand le poisson est cuit, le retirer du plat et le réserver au chaud.
• Faire réduire le jus de cuisson de moitié à feu vif puis le passer au chinois (passoire) et ajouter 1 cuil. à soupe de crème fraîche.
• Verser la sauce sur les filets de poisson et servir aussitôt.

Accompagnement

Les légumes du plat constituent une garniture suffisante.

Bon à savoir

S'il en reste, ce filet de poisson gras peut se manger en petite entrée d'un déjeuner où le plat de viande sera un peu juste.

Escalopes de dinde au gingembre et à la noix de coco

Pour 2 personnes

Préparation : 10 min

Cuisson : 8 min

INGRÉDIENTS

400 g d'escalopes de dinde

1 jaune d'œuf

1 cuil. à café bombée de gingembre frais râpé

30 g de noix de coco râpée

1 cuil. à soupe d'huile d'olive

15 g de beurre

Sel, poivre du moulin

• À l'aide d'une fourchette, battre dans une assiette le jaune d'œuf avec 1 cuil. à café d'eau froide, puis saupoudrer avec le gingembre.
• Dans une deuxième assiette, verser la noix de coco râpée.
• Mettre à chauffer l'huile et le beurre dans une poêle antiadhésive.
• Rouler les escalopes dans le jaune d'œuf au gingembre, puis dans la noix de coco et les déposer dans la poêle.
• Saisir à feu vif, saler, poivrer et laisser cuire à feu doux 3 min de chaque côté.

Accompagnement

1 petit bol chinois de brocolis arrosés d'un filet de jus de citron.

Bon à savoir

On pourra servir ce plat le midi en ajoutant 100 g de dinde par personne.

Petits conseils de mode
Femmes

Les conseils qui suivent sont, bien sûr, donnés à titre indicatif. Même à l'intérieur d'un morphotype, les silhouettes peuvent être très variables. Prenez donc ces remarques pour ce qu'elles sont : des petites aides (à adapter en fonction de votre morphologie) pour vous mettre en valeur.

D'une manière générale

Votre poitrine est opulente et paraît trop importante par rapport au reste de votre corps. Nous allons donc essayer d'alléger le buste et de donner une impression d'unité entre le haut et le bas de la silhouette. Vous pouvez choisir de mettre la taille en valeur, mais, si vous avez les seins plantés bas, il vaut mieux ne pas trop marquer la taille. Si votre poitrine est plus haute, vous pouvez ceinturer la taille pour la faire paraître plus fine.

Les hauts

• Allégez le buste en portant des hauts un peu souples mais pas larges.

• Choisissez-les légèrement décolletés en rond ou en V selon la hauteur des seins et selon la longueur du cou. Ainsi, si les seins sont hauts, choisissez plutôt des décolletés ronds et si les seins sont bas des décolletés en V. Portez-les serrés à la taille pour mettre celle-ci en valeur.

• Pas de *padding* (épaulettes) pour les vestes afin de ne pas donner plus d'importance au buste, sauf si vous avez les épaules tombantes.

• Les vestes peuvent être un peu longues mais serrées à la taille si vous mesurez plus de 1,65 m. Les plus petites ont intérêt à porter des vestes plus courtes, à bien mettre le tour de taille en valeur et à allonger les jambes.

Les bas

• En règle générale, vous n'avez pas trop de mal à habiller le bas de votre corps puisqu'il est plutôt fin. Choisissez des pantalons ou des jupes droites, adaptées à la longueur de vos jambes. Si vos jambes sont plutôt longues, vous pouvez mettre des jupes courtes (au-dessus ou au-dessous du genou). En revanche, si vous avez des jambes épaisses, dirigez-vous plutôt vers des jupes longues.

Les manteaux et les robes

• Les manteaux style redingote sont ceux qui vous siéront le mieux : juste un peu cintrés à la taille, ils la mettront en valeur sans toutefois trop l'appuyer. Choisissez-les au genou ou plus longs, en fonction de la mode et de vos envies.

• Sur une jupe courte, mieux vaut porter un manteau de la même longueur. De même, un manteau long ira mieux au-dessus d'une jupe longue.

• Évitez les manteaux trop élargis vers le bas qui alourdiraient le bas de la silhouette.

• Optez pour des robes droites, un peu coupées à la taille, à porter avec une ceinture fine, car une ceinture épaisse ferait paraître la poitrine plus volumineuse.

Les imprimés et les couleurs

• Porter la même matière et la même couleur pour le haut et le bas pour équilibrer la silhouette. Ne pas accentuer la différence entre le haut et le bas du corps.

• Préférez de tout petits imprimés (pieds-de-poule, petits chinés ou imprimés style cravate) ou de faux unis, plutôt que de gros imprimés qui alourdissent dans des couleurs sourdes et foncées (rouge foncé, vert foncé, etc.).

Les Don Camillo

J'ai classé les Don Camillo dans le morphotype Schwarzy puisqu'il s'agit également de personnes chez lesquelles le volume et le poids sont centrés au niveau du haut du corps. Mais chez les Don Camillo, tout le tronc est épaissi : non seulement la poitrine mais aussi la taille et surtout le ventre.

Vos mesures

En calculant la différence entre vos valeurs actuelles et vos valeurs souhaitables, vous avez obtenu :

- un tour de poitrine actuel largement supérieur à votre tour de poitrine souhaitable : **vous avez un torse trop développé par rapport au reste du corps.**
- un tour de taille actuel supérieur à votre tour de taille souhaitable : **vous avez une taille trop épaisse.**
- un tour de hanches actuel inférieur à votre tour de hanches souhaitable : **vous n'avez pas assez de hanches.**

Vos erreurs

Vos erreurs alimentaires	
Vous mangez :	trop de viande
	trop de féculents
	trop de pâtisserie
	pas assez de légumes

Le mélange viande et féculents entraîne des excès de calories qui conduisent à prendre beaucoup trop de poids.

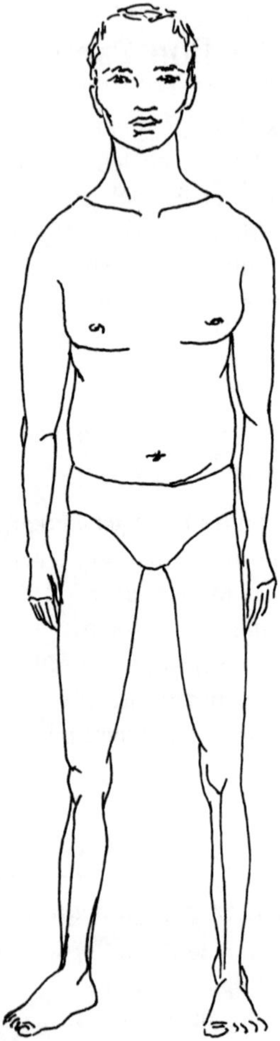

Les Don Camillo

Il vous faudra beaucoup de discipline pour revenir à une alimentation équilibrée. Mais votre perte de poids est à ce prix. Nous allons essayer ensemble de retrouver le chemin d'une alimentation équilibrée.

Les risques

Surveillez votre cœur et vos artères menacés par le stockage de lipides et de glucides non utilisés.

D'autre part, l'excès de poids dont vous souffrez est dangereux pour vos articulations.

Que corriger ?

• Le poids

Ce sera facile si vous vous en tenez aux principes de la *chrono-nutrition* en limitant les fromages au petit déjeuner et en revenant à un plat unique au déjeuner et au dîner.

• Les volumes

Dans ce morphotype, le gras a pris nettement la place des muscles.

La poitrine est trop enrobée et, si les jambes et les cuisses restent normales ou maigres, les bras, par contre, sont trop dodus.

Comment rééquilibrer

Comment corriger vos erreurs

En mangeant :	plus de légumes
	moins de féculents
	En ne sautant pas : le petit déjeuner
	En prenant : le goûter le plus tard possible

Vous n'avez pas faim le matin parce que, souvent, vous avez trop mangé le soir.

Donc, la première règle sera de ne pas déroger à : « gras le matin, léger le soir ».

Il vous faudra aussi réapprendre les proportions idéales de féculents et réintroduire les légumes.

LE PETIT DÉJEUNER DON CAMILLO

Les Don Camillo ont la mauvaise habitude de ne pas manger le matin. Ne boudez plus ce petit déjeuner, même si dans les premières semaines il vous paraît anormalement nourrissant.

Le principe sera pour vous de manger le matin ce que vous aviez l'habitude de manger le midi : des œufs au bacon, des quiches ou de la charcuterie.

Votre appétit ne devra réapparaître que 4 à 6 heures plus tard. Si ce n'est pas le cas, c'est que vous n'avez pas mangé suffisamment de fromage, ou peut-être trop (si la faim ne se fait sentir que plus de 6 heures après votre petit déjeuner).

Donc attention à bien manger le matin. N'esquivez pas cet indispensable repas du matin sous le fallacieux prétexte que vous n'avez pas le temps.

Le petit déjeuner fromage-pain-beurre est justement fait pour qu'on puisse le préparer sous forme de sandwich le soir en prenant la précaution d'envelopper celui-ci dans un torchon bien serré.

Vous pouvez alterner le traditionnel petit déjeuner pain-fromage et des petits déjeuners tout aussi nourrissants et complets comme le petit déjeuner à l'anglaise ou celui à l'allemande (voir p. 16).

LE DÉJEUNER DON CAMILLO

Il devra, comme le petit déjeuner, bloquer le mieux et le plus longtemps possible l'appétit, sans être trop volumineux ni trop prolongé car on le dit, et c'est tout à fait vrai, l'appétit vient en mangeant.

- **La viande**

Toutes les viandes vous sont permises, mais **privilégiez les viandes rouges.** Vous pouvez aussi choisir des viandes en sauce, mais si vous voulez arriver rapidement à un résultat satisfaisant sur votre silhouette, ou si vous avez tendance à avoir du cholestérol, **évitez au maximum les plats en sauce.**

J'ai évalué la quantité de viande qu'il vous faut en fonction de votre taille (voir p. 18) :

Pour une personne d'1,70 m : de 170 à 270 g de viande à midi

Mangez la viande en priorité en ne la complétant par les féculents qu'à la fin du plat, sans en exagérer la portion.

Par prudence, vous mangerez donc, par exemple, au moins les 2/3 d'un bœuf en daube avant d'y adjoindre des pommes de terre, ou les 2/3 d'une portion de gigot avant d'y ajouter les flageolets à la crème, dont vous mettrez la juste quantité dans votre petit bol chinois s'il vous plaît.

- **Les féculents**

Pour accélérer le processus d'amincissement que vous avez entrepris, vous pouvez, dans les premiers temps, remplacer les féculents de la journée type par des légumes verts. Par la suite, vous pourrez revenir aux féculents (à l'heure du déjeuner uniquement) : riz, soja, champignons (légumes un peu particuliers, puisqu'ils peuvent être pris dans tous les cas à midi) et semoule seront vos meilleurs amis. Préférez-les aux pâtes ou aux pommes de terre.

Que vous choisissiez des légumes ou des féculents à midi, limitez-vous à la quantité établie en fonction de votre taille (voir tableau p. 19), la moyenne étant d'**1 bol chinois.**

LE GOÛTER DON CAMILLO

Il sera distant du déjeuner d'au moins 4 heures et se prendra le plus tard possible.

Une précaution essentielle pour ce morphotype, sachant que le repas du soir est toujours trop important et trop nourrissant.

Vous n'aviez peut-être pas l'habitude de goûter, mais c'est un nouveau pli que vous allez absolument devoir prendre pour parvenir à retrouver une silhouette équilibrée. Obligation absolue, par contre, d'oublier les gâteaux et pâtisseries que vous aimiez tant. Gageons pourtant que vous ne les regretterez pas bien longtemps avec toutes les autres possibilités gourmandes qui s'offrent à vous.

- **Les gras végétaux**

Bien goûter sera nécessaire autant qu'utile, et si par malheur vous n'aimez pas le chocolat noir en tablette, n'oubliez pas les autres gras végétaux : un avocat vinaigrette, par exemple, que vous mangerez en entier ; des poires nappées de chocolat ; de la crème de marron ou, mieux encore, 1/2 bol chinois de graines (noix, amandes, noisettes, etc.).

- **Les fruits et dérivés sucrés**

Régalez-vous tout simplement avec 1 bol chinois de fruits frais, ou 1/2 bol de fruits secs ou encore 2 grands verres de jus de fruits naturels. Le tout étant de calmer votre appétit au maximum.

LE DÎNER DON CAMILLO

- **Le poisson**

Poissons, gras ou maigres, et fruits de mer seront les bienvenus. Leur quantité étant libre, vous serez libéré de tout sentiment de contrainte.

En revanche, **supprimez la viande blanche à l'heure du dîner,** contrairement aux autres morphotypes. D'une part, vous avez beaucoup de poids à perdre, donc mieux vaut être raisonnable et s'en tenir au poisson. Et, d'autre part, moins vous mangerez le soir, plus vous aurez faim le matin et plus vous mincirez car vous mangerez au moment où votre corps en a le plus besoin.

- **Les légumes**

Faites en même temps l'effort de respecter la part de légumes que vous supprimez trop souvent.

Vous avez diminué la quantité de féculents. Compensez cette suppression par une portion raisonnable de légumes verts, sous peine de risquer une constipation. Adaptez cette quantité de végétaux en fonction de votre taille (voir p. 25), la moyenne étant d'**1 bol chinois** pour le dîner.

Vous avez une réelle aversion pour les légumes ? Remplacez-les par des fruits à volonté au goûter, en laissant pour le soir un gros plat de poisson ou de fruits de mer plutôt qu'un petit plat de viande blanche ou de volaille.

L'essentiel est de terminer la soirée en allant vous coucher satisfait et rassasié. Attention d'ailleurs aux soirées trop longues et ne cédez pas aux tentations nocturnes, plus liées à des envies qu'à de réels besoins.

Souvenez-vous que les boissons chaudes et aromatisées seront vos meilleurs anges gardiens et vous éviteront bien des sottises.

Starter

Mais n'oubliez pas : ces conseils ne sont là que pour vous aider dans les premiers temps de cette nouvelle alimentation. Une fois que vous aurez réussi à retrouver vos formes souhaitables, vous pourrez revenir à la journée type (voir p. 28) et suivre la *chrono-nutrition* comme je l'ai décrite au départ. Cette nouvelle nutrition est valable pour tous et vous permettra, à long terme, de conserver des formes équilibrées.

Quiche au roquefort

Pour 4 personnes

Préparation : 10 min

Cuisson : 40 min

INGRÉDIENTS

250 g de pâte brisée « pur beurre »

125 g de roquefort

4 œufs

10 cl de lait

10 cl de crème fraîche

1 noix de beurre pour le moule

1 pointe de noix muscade

Poivre du moulin

Légumes secs pour le moule

- Préchauffer le four à 225 °C (th. 7-8).
- Beurrer un moule à tarte, y étaler la pâte en appuyant sur les bords du moule, la piquer avec une fourchette de part en part.
- Couvrir de papier sulfurisé, disposer des lentilles ou des haricots secs, cuire 10 min au four.
- Écraser le roquefort à la fourchette.
- Mélanger les œufs, le lait, la crème, poivrer et ajouter 1 pointe de noix muscade.
- Disposer le roquefort sur le fond de tarte et verser dessus la préparation.
- Faire cuire 20 min à 275 °C (th. 9) et 10 min à 230 °C (th. 7-8).
- Couper en 4 parts et servir.
- Accompagner de thé de Chine fumé ou de thé au jasmin.

Bon à savoir

Les légumes secs servent à empêcher la pâte de gonfler et de se gondoler à la cuisson. On pourra les conserver et les réutiliser plusieurs fois.

Foie de veau poêlé au vinaigre de framboise

Pour 2 personnes

Préparation : 10 min

Cuisson : 15 à 20 min

INGRÉDIENTS

- 400 g de foie de veau
- 1 gousse d'ail
- 1 échalote hachée
- 1 petit oignon coupé en rondelles fines
- 1 cuil. à soupe de vinaigre de framboise
- 2 cuil. à soupe d'huile d'olive
- 1/2 feuille de laurier
- 1 cuil. à café de thym
- Sel, poivre du moulin

• Dans une poêle antiadhésive, faire chauffer l'huile à feu vif, y faire frire les rondelles d'oignon. Dès qu'elles sont dorées, les réserver sur une assiette.

• Mettre les tranches de foie dans la poêle et les faire cuire à feu moyen environ 4 min de chaque côté. Saler, poivrer, les réserver sur une assiette en les recouvrant de papier aluminium pour les maintenir au chaud.

• Dans la même poêle, faire fondre l'échalote et l'ail débarrassé de son germe et écrasé. Ajouter le vinaigre de framboise, le thym, le laurier et cuire 2 min en remuant puis remettre le foie juste le temps de le réchauffer.

• Servir le foie et son fond de sauce bien chaud.

Accompagnement

Par personne, 2 pommes de terre cuites à la vapeur saupoudrées de gros sel de Guérande, de poivre mignonnette et de persil.

Bon à savoir

Le foie de veau et tous les abats se mangent exclusivement le midi et sont strictement interdits aux victimes de l'hypercholestérolémie génétique.

Pommes cuites à l'orange et à la cannelle

Pour 4 personnes

Préparation : 10 min

Cuisson : 10 à 15 min

INGRÉDIENTS

1 kg de pommes golden

1 orange (jus)

1 citron (zeste)

10 cl d'eau

1 pointe de noix muscade

1/4 de cuil. à café de cannelle

200 g de sucre

• Éplucher les pommes, les couper en gros morceaux.
• Les mettre dans une casserole avec le jus de l'orange, le zeste de citron, l'eau, le sucre, la cannelle et la noix muscade.
• Laisser cuire à couvert à feu moyen jusqu'à ce que les pommes soient devenues transparentes et commencent à se caraméliser légèrement.
• Servir chaud ou glacé.

Bon à savoir

• *Ce goûter se sert glacé quand il fait chaud et chaud quand il fait froid.*
• *N'oubliez pas vos 30 g de chocolat noir : vous pouvez le faire fondre et en napper les pommes.*
• *On préférera, pour accompagner ce goûter, en été un thé glacé et en hiver un café africain ou un thé de Ceylan.*

Filets de merlan au citron et au cumin

Pour 2 personnes

Préparation : 10 min

Cuisson : 10 min

INGRÉDIENTS

500 g de filets de merlan

1 citron (jus)

2 oignons

2 cuil. à soupe d'huile d'olive

1 cuil. à soupe de cumin en graines

Sel, poivre du moulin

• Couper les oignons en rondelles. Dans une poêle antiadhésive, verser l'huile d'olive. Quand elle est chaude, y mettre les oignons à fondre.

• Dès qu'ils deviennent transparents, ajouter le jus du citron, laisser cuire jusqu'à ce qu'ils prennent une légère couleur.

• Poser alors les filets de merlan, saler, poivrer et parsemer largement de graines de cumin.

• Cuire 1 min, puis retourner les poissons, ajouter à nouveau du cumin, saler et poivrer légèrement, et cuire encore 1 min environ suivant l'épaisseur des filets.

Accompagnement

Servir avec des endives au citron (page suivante).

Endives au citron

Pour 2 personnes

Préparation : 10 min

Cuisson : 15 min

INGRÉDIENTS

4 petites endives

2 cuil. à soupe d'huile d'olive

1 citron (jus et zeste)

1 cuil. à café de sucre en poudre

Sel, poivre du moulin

• Éplucher les endives : ôter les feuilles abîmées, couper le pied et, avec un couteau pointu, éliminer le centre du trognon où se concentre l'amertume.
• Dans une sauteuse antiadhésive à fond épais, faire chauffer l'huile d'olive.
• Couper les endives en rondelles, les jeter dans la sauteuse avec le jus du citron et le zeste râpé de la moitié du citron, le sucre en poudre, le sel et le poivre.
• Couvrir et laisser mijoter jusqu'à ce que les endives aient rendu leur eau.
• Servir sur des assiettes chaudes avec un poisson, par exemple un filet de merlan au citron (recette précédente).

Bon à savoir

D'une manière générale, on comptera 2 petites endives par personne, 1 seule si elles sont très grosses.

Côtes de porc sauce curry et oignons

Pour 2 personnes

Préparation : 15 min

Cuisson : 15 min

INGRÉDIENTS

- 4 côtes de porc
- 2 cuil. à soupe d'huile d'olive
- 1 oignon
- 1 noix de pâte de curry (qui s'achète en pot dans les grandes surfaces)
- Sel, poivre du moulin

• Faire chauffer une poêle antiadhésive, y poser les côtes de porc, bien les saisir des deux côtés, baisser le feu et laisser cuire 15 min à feu doux, saler et poivrer.

• Dans une seconde poêle, mettre à chauffer l'huile d'olive, y faire fondre l'oignon émincé très finement, rajouter éventuellement 1 cuil. à café d'eau pour que l'oignon reste très moelleux et faire cuire jusqu'à ce qu'il commence à peine à se colorer. Ajouter la pâte de curry et mélanger.

• Napper de cette sauce les 4 côtes de porc.

Accompagnement

1 petit bol chinois de courgettes sautées.

Bon à savoir

Le midi, on ajoutera 1 côte de porc par personne et on remplacera les courgettes par 1 bol chinois de semoule.

Petits conseils de mode
Hommes

D'une manière générale

Cette silhouette est très répandue chez l'homme français. De façon générale, porter des matières et formes souples et fluides et éviter celles qui donnent trop de volume à la partie haute du corps.

Les hauts

- Éviter les coupes et les matières qui accentuent le déséquilibre entre le haut et le bas du corps.
- Les vestes seront droites, de préférence à deux ou trois boutons en évitant le boutonnage haut.
- Les vestes trop épaulées sont déconseillées, mais, par contre, utiliser des vestes déstructurées, demi-doublées, réalisées dans des matières souples et fluides. Elles seront un peu plus longues que la normale pour cacher le déséquilibre fessier et n'auront pas de fente, ou bien une fente médiane.
- Les vestes sportswear auront l'allure des vestes de charpentier, peintre ou avec col chemise et boutonnage haut.
- L'hiver, éviter les mailles épaisses et les cols roulés, leur préférer les mailles fines et amples avec col rond ou en V.
- L'été, éviter les chemises cintrées et les tee-shirts près du corps. La veste chemise est conseillée dans des cotons et lins légers et fluides.

Les bas

- Les pantalons sont larges avec plis, dans des formes plutôt classiques et dans des matières fluides.

• Éviter les pantalons étroits (cigarettes) qui accentueraient le déséquilibre entre le haut et le bas de la silhouette.

• Éviter les maillots de bain, shorts et bermudas trop courts, et favoriser les bermudas droits, amples et sans revers.

Les manteaux et les pardessus

• Privilégier les trois-quarts si les jambes sont courtes, et les manteaux longs si elles sont plus grandes. Par contre, éviter là encore les épaules trop structurées, les manches raglan (dont l'emmanchure remonte en biais jusqu'à l'encolure) et les blousons courts.

Les imprimés et les couleurs

• Éviter le plus possible les dessins et imprimés, sauf si leur taille reste très réduite. Favoriser les tissus aux micro-dessins.

• Les couleurs foncées seront utilisées pour le haut et le bas de la silhouette ; ne pas opposer les couleurs claires et foncées entre le haut et le bas. De façon générale, le fait de garder le haut et le bas de la même couleur allonge toujours la silhouette et réduit les déséquilibres.

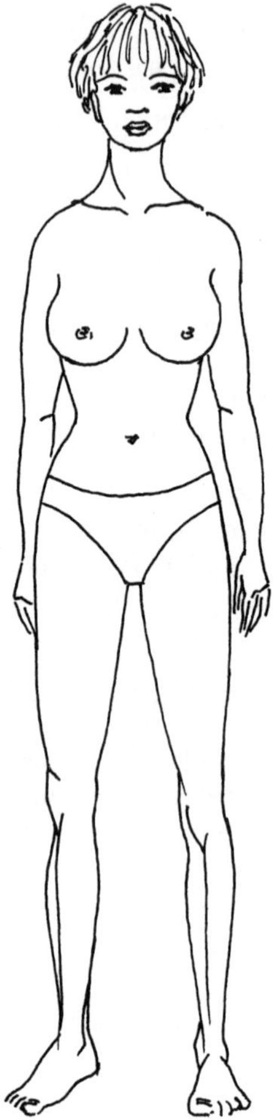

Les Sablier

Les Sablier

Une silhouette en forme de sablier, cela veut bien dire ce que cela veut dire. *A priori*, on peut penser que vous avez des rondeurs là où il faut. Certes vous avez des formes féminines, mais le problème c'est qu'elles sont excessives.

Vos mesures

En calculant la différence entre vos valeurs actuelles et vos valeurs souhaitables, vous avez obtenu :

• un tour de poitrine actuel supérieur à votre tour de poitrine souhaitable : **vous avez trop de poitrine.**

• un tour de taille actuel inférieur à votre tour de taille souhaitable : **vous avez une taille trop fine.**

• un tour de hanches actuel supérieur à votre tour de hanches souhaitable : **vous avez trop de hanches.**

Vos erreurs

Vos erreurs alimentaires

Vous mangez : trop de sucre
trop de fruits
pas assez de viande

Vos formes généreuses – mais un peu trop – sont dues à un excès de sucre. Sous toutes ses formes : fruits, confitures, compotes, gâteaux, bonbons, chewing-gums. Les glucides, sucres à libération rapide, pris en trop grande quantité et à n'importe quelle heure, vont se stocker dans votre corps, et toujours au même endroit.

Par ailleurs, le manque de protéines oblige votre corps à vivre sur ses réserves. Il va falloir impérativement réduire la consommation de glucides et réintroduire la viande en quantité suffisante dans votre alimentation.

Le Sablier se plaint d'avoir toujours faim. Pour combattre cette sensation, vous vous gavez de sucre et c'est la ronde infernale.

Car, contrairement à ce que vous pensez, ce n'est pas parce que vous êtes en manque de sucre que vous avez faim, mais parce que vous êtes en manque de protéines.

Cette faim qui vous tenaille n'est qu'une illusion. Et si vous croyez avoir besoin de sucre, c'est tout simplement parce que vous avez oublié de manger des protéines.

Les risques

Une jolie silhouette, même replète, mais qui, hélas, vieillit mal et se ride assez rapidement si on n'y prend pas garde. Au fil des ans, les rondeurs s'amplifient et malheureusement pas le contraire.

Un autre risque, mais celui-ci bien plus inquiétant : ce morphotype conduit très souvent à un diabète de surcharge glucidique.

Pour que votre corps soit solide, il a impérativement besoin de ces protéines dont vous le privez.

Autre inconvénient de ce régime trop riche en glucides : en cas de maladie, la récupération sera plus problématique. Moins vous êtes carnivore, moins vite vous récupérerez.

D'autre part, il faut régulièrement vérifier votre glycémie. Le pancréas supportant mal ces excès permanents, vous pouvez être sujet au diabète.

Que corriger ?

• Les seins et les fesses

Le corps a tendance à y stocker ses surplus de sucre. En apprenant à réduire la part de sucre dans votre alimentation, mais surtout à ne manger du sucre qu'au bon moment de la journée, vous devriez parvenir très rapidement à corriger ce déséquilibre dans votre silhouette. Le fait de réduire la part de fruits dans votre alimentation diminuera également le volume des fesses.

Comment rééquilibrer

Comment corriger vos erreurs	
En mangeant :	moins de sucre plus de viande au déjeuner
En supprimant :	les fruits à tous les repas

Opérez une meilleure répartition des sucres dans la journée, en commençant par harmoniser les repas.

Ne mangez du sucre que lorsque c'est l'heure, c'est-à-dire au goûter.

Pour calmer votre appétit, il sera important de commencer votre petit déjeuner par le fromage, et votre déjeuner par la viande.

Donc, **d'accord pour les sucres, mais exclusivement au goûter** s'il vous plaît, et surtout réhabituez-vous à prendre une quantité convenable de protéines, qui manifestement vous faisaient défaut.

LE PETIT DÉJEUNER SABLIER

Le petit déjeuner doit surtout vous éviter le fameux « coup de pompe » de fin de matinée. Cet état de fatigue apparaissait chez vous soit parce que vous n'aviez rien mangé au petit déjeuner, soit parce que vous aviez absorbé des sucres rapides (miel, confiture, etc.) et semi-rapides (céréales, lait), lesquels provoquaient une montée d'insuline accompagnée d'un état de fatigue. Et la seule manière de répondre à cette montée d'insuline était de reprendre du sucre... Or, ce sucre serait si bénéfique s'il était pris au goûter !

Le fait de manger le matin des lipides (fromage, beurre) et des sucres lents (pain) va vous permettre d'acquérir, dès le matin, l'énergie pour tenir toute la journée sans sensation de fatigue.

- **Le fromage**

Celui ou ceux que vous aimez. Sous toutes les formes. Fondu sur une tartine, dans une crêpe, dans des tartes, en croque-monsieur. Pour vous habituer peu à peu à ce type de repas matinal, si différent de celui que vous connaissiez, vous pourrez commencer par des fromages doux ou pas trop faits. Ensuite, toute la gamme fromagère de notre cher pays (et des autres) vous sera ouverte !

Suivez les proportions établies en fonction de votre activité et de votre taille (voir p. 15).

**Pour une personne d'1,70 m : 70 g de fromage les jours de repos
100 g les jours d'activité**

- **Le pain**

Essayez de préférence des pains complets ou des pains au son.

Pour une personne d'1,70 m : 50 g de pain
les jours de repos
70 g les jours
d'activité

Ces proportions étant à moduler en fonction de votre taille (voir p. 15).

- **Le beurre**

Salé (sauf si vous êtes sujet à l'hypertension artérielle) ou doux : en moyenne (voir précisions p. 15) :

10 g de beurre les jours de repos
20 g les jours d'activité

LE DÉJEUNER SABLIER

- **La viande**

Commencez par la viande. Cela calmera votre appétit. Mais ne vous vengez pas sur les féculents. Pour vous réhabituer au plaisir de manger de la viande, vous pouvez commencer par des viandes blanches ou de la volaille.

Adaptez les quantités en fonction de votre taille et de votre faim : au minimum l'équivalent en grammes de votre taille en centimètres et au maximum 100 g de plus.

Pour une personne d'1,70 m : entre 170 et 270 g de viande

Vous pouvez choisir de scinder votre repas en deux et prendre une entrée aux fruits de mer et un plat avec de la viande. Voici d'ailleurs une suggestion de menu au restaurant chinois qui conviendra particulièrement, j'en suis sûr, aux gourmands que vous êtes.

Déjeuner au restaurant chinois

Entrée

- Omelette
- ou crevettes sautées
- ou calamars frits...

Plat principal

- Bœuf sauté aux oignons
- ou poulet au basilic...

+

- 1 petit bol chinois de riz nature ou cantonais

+

- 1 thé (sans sucre)

Mais veillez à ne pas manger de plats sucrés/salés. Même si vous adorez le sucre, ce n'est pas le bon moment pour en manger. Attendez courageusement l'heure du goûter où vous pourrez vous régaler presque en toute impunité.

- **Les féculents**

Essayez de ne pas abuser des féculents, même à l'heure du déjeuner, et limitez-vous aux quantités conseillées en fonction de votre taille (voir p. 19).

Pour une personne d'1,70 m : 1 bol chinois de féculents

LE GOÛTER SABLIER

C'est le seul moment de la journée où vous pourrez vous adonner à votre goût du sucré. Cependant, toujours dans les proportions recommandées. Le rôle essentiel de ce goûter est de vous aider à dîner le moins possible. Retardez-le le plus possible dans cette optique. Un goûter complet, équilibré et pris le plus tard possible dans l'après-midi peut très bien faire office de repas du soir et vous éviter ainsi de prendre des kilos superflus en mangeant à un moment où vous en avez le moins besoin : avant d'aller vous coucher.

- **Les gras végétaux**

Vous pouvez augmenter la part de chocolat autorisée à 40 g. Puisque vous devez le choisir bien noir, il n'aura aucune conséquence catastrophique sur votre ligne.

Vous pouvez aussi alterner avec 1/2 petit bol chinois de graines (amandes, noisettes, noix...) et picorer, tout en poursuivant votre activité.

- **Les fruits et dérivés sucrés**

Réduisez les fruits à :
- 1 grand verre de jus de fruits frais ;
- ou 1 bol de compote ;
- ou encore 2 pommes cuites.

LE DÎNER SABLIER

- **Le poisson**

Privilégiez le poisson. Il complète les provisions de protéines nécessaires à votre corps. Mangez-en à volonté, accompagné du moins possible de légumes. Poissons gras, maigres ou fruits de mer, ils n'auront aucune incidence sur votre ligne. Que demander de plus ?

- **Les légumes**

Vous n'êtes pas du tout contraint à manger des légumes si le poisson a suffi à calmer votre appétit. Si toutefois vous en ressentez l'envie et la faim, octroyez-vous le plaisir d'**1 bol chinois** de végétaux, quantité à adapter en fonction de votre taille (voir p. 24).

Finissez la soirée en beauté par une tisane aromatisée, mais non sucrée (fruits rouges, tilleul-menthe, miel-citron...).

Comme vous pouvez le constater, rien n'est plus facile que de passer du trop sucré au raisonnable, si on prend soin de redevenir suffisamment carnivore pour diminuer sans souffrir les excès de fruits dont jusqu'ici vous exagériez les quantités.

Starter

Mais n'oubliez pas : ces conseils ne sont là que pour vous aider dans les premiers temps de cette nouvelle alimentation. Une fois que vous aurez réussi à retrouver vos formes souhaitables, vous pourrez revenir à la journée type (voir p. 28) et suivre la *chrono-nutrition* comme je l'ai décrite au départ. Cette nouvelle nutrition est valable pour tous et vous permettra, à long terme, de conserver des formes équilibrées.

Pâte à crêpes

Pour 12 crêpes

Préparation : 10 min

Repos de la pâte : 2 à 3 h

Ingrédients

- 125 g de farine de sarrasin
- 1 œuf
- 25 cl de lait
- 1 pincée de sel

• Mettre la farine dans une terrine, creuser un puits. Y casser l'œuf entier. Ajouter le sel et un peu de lait tiédi.

• Travailler à la cuillère en bois en incorporant peu à peu la farine aux ingrédients du puits. Mouiller progressivement avec le lait, jusqu'à ce que la pâte soit bien homogène et lisse. Si besoin, ajouter un peu d'eau. La consistance doit être souple, mais pas trop liquide.

• Laisser reposer la pâte 2 à 3 h, recouverte d'un film alimentaire.

Bon à savoir

• *Vous pouvez congeler cette pâte en portions dont la taille dépendra de votre utilisation (compter 2 petites louches pour 1 personne).*

• *Vous pouvez remplacer la farine de sarrasin par de la farine de froment, mais cela sera moins nourrissant.*

• *Cette pâte servira de base à des repas du matin mais aussi du midi, et dans ce cas, elle remplacera les féculents.*

Crêpes de sarrasin, aux œufs et au fromage

Pour 2 personnes

Préparation : 5 min

Cuisson : 5 à 10 min

INGRÉDIENTS

4 petites louches de pâte à crêpes de sarrasin (voir p. préc.)

4 œufs

100 g de gruyère râpé

Sel, poivre du moulin

- Dans une crêpière très chaude, bien graissée ou antiadhésive, verser 1 petite louche de pâte d'un mouvement circulaire en inclinant la poêle.
- Cuire la première face puis retourner la crêpe.
- Parsemer sur toute sa surface 25 g de gruyère râpé, casser 1 œuf au-dessus, saler, poivrer.
- On servira dès que le blanc sera pris.

Bon à savoir

Ce petit déjeuner particulièrement nourrissant convient aux matinées très actives, mais pas trop longues, car son temps d'assimilation est assez court en raison de sa teneur réduite en fromage.

Rôti d'épaule d'agneau aux flageolets

Pour 2 personnes

Préparation : 10 min

Cuisson : 30 min

INGRÉDIENTS

600 g d'épaule d'agneau désossée et roulée en rôti

1 petite boîte de flageolets

1 branche de thym frais

4 cuil. à soupe de vin blanc

1 cuil. à café de sel de Guérande

1 cuil. à café de poivre du moulin

• Préchauffer le four à 225 °C (th. 7-8).
• Mélanger les feuilles de thym, le sel de Guérande et le poivre concassé (mignonnette).
• Rouler le rôti dedans pour l'enrober entièrement.
• Le placer dans un plat allant au four. Mouiller avec le vin blanc.
• Mettre au four pendant 30 min.
• Découper les tranches.
• Pendant ce temps, égoutter les flageolets, les mettre dans le plat de cuisson pour les réchauffer dans la sauce.
• Servir sur des assiettes très chaudes.

Accompagnement

Les flageolets contenus dans le plat constituent une garniture suffisante.

Salade de fruits exotiques

Pour 2 personnes

Préparation :
20 min

INGRÉDIENTS

2 cerises confites

1 mangue

2 kiwis

4 litchis

2 tranches d'ananas frais ou en boîte

1 carambole

2 feuilles de menthe

20 cl de sirop de sucre de canne

- Éplucher les fruits.
- Couper la mangue et l'ananas en dés, la carambole et les kiwis en tranches mais laisser les litchis entiers.
- Mettre les fruits dans 2 bols chinois, ajouter dans chacun 10 cl de sirop de sucre de canne.
- Décorer chaque bol avec 1 feuille de menthe et 1 cerise confite.

Bon à savoir

N'oubliez pas d'ajouter à ce goûter 30 g de chocolat noir. Vous pouvez très bien le croquer en tablette ou le faire fondre, au micro-ondes par exemple, et en napper la salade de fruits.

Poulet à l'oseille et au lait de coco

Pour 2 personnes

Préparation : 5 min

Cuisson : 25 min

INGRÉDIENTS

250 à 300 g d'escalopes de poulet

1 petite botte d'oseille

10 cl de lait de coco

15 g de beurre

Sel, poivre du moulin

• Dans une poêle antiadhésive, mettre le beurre à fondre et faire dorer à feu vif les escalopes de poulet sur les deux faces, saler, poivrer.
• Baisser le feu et les laisser cuire environ 10 min, puis les mettre en réserve sur une assiette.
• Nettoyer l'oseille, la faire fondre dans la poêle en la remuant avec une cuillère en bois. Quand elle devient vert foncé, elle est cuite.
• Ajouter alors le lait de coco, délayer le tout, saler, poivrer et remettre les escalopes de poulet dans la poêle pour les rechauffer.
• Servir dès qu'elles sont chaudes.

Accompagnement

Les légumes du plat constituent la garniture.

Calamars aux tomates, à l'anis vert et au safran

Pour 2 personnes

Préparation : 20 min

Cuisson : 55 min

INGRÉDIENTS

- 500 g de calamars
- 6 tomates
- 1 gros oignon (ou 2)
- 1 gousse d'ail débarrassée de son germe
- 4 cuil. à soupe d'huile d'olive
- 1 cuil. à café de graines de fenouil
- 1/2 cuil. à café de graines d'anis vert
- 1 bouquet garni de persil, thym, laurier
- 1 dose de safran
- 2 pointes de couteau de poivre de Cayenne
- Sel, poivre du moulin

• Dans une sauteuse antiadhésive, faire chauffer 2 cuil. à soupe d'huile d'olive, y jeter les calamars entiers s'ils sont petits, ou coupés en morceaux s'ils sont gros.

• Parsemer de fenouil, laisser cuire à feu moyen jusqu'à évaporation de l'eau rendue par les calamars et les réserver sur une assiette.

• Remettre dans la sauteuse les 2 cuil. à soupe d'huile d'olive restantes, y faire fondre l'oignon haché menu, ajouter la gousse d'ail écrasée.

• Quand l'oignon est transparent, ajouter les tomates pelées et coupées en petits morceaux.

• Ajouter le bouquet garni, l'anis vert et le poivre de Cayenne. Laisser cuire environ 10 min.

• Remettre les calamars dans la sauteuse, ajouter le safran, saler et poivrer.

• Couvrir et laisser mijoter 40 min à feu moyen.

Accompagnement

Les tomates du plat constituent la garniture.

Bon à savoir

Un petit reste de ce plat agrémentera la part de riz qui doit accompagner la viande d'un déjeuner, à condition qu'il s'agisse de viande blanche.

Petits conseils de mode Femmes

Les conseils qui suivent sont, bien sûr, donnés à titre indicatif. Même à l'intérieur d'un morphotype, les silhouettes peuvent être très variables : taille, forme de la jambe, implantation des seins, etc. Prenez donc ces remarques pour ce qu'elles sont : des petites aides (à adapter en fonction de votre morphologie) pour vous mettre en valeur, en axant votre garde-robe sur vos atouts.

D'une manière générale

Vous avez une jolie taille fine. Il faut la mettre en valeur, sans toutefois exagérer ce qui attirerait l'œil sur le ventre et les hanches. Pensez à bien vous tenir droite, sans avoir peur de mettre en valeur votre poitrine. D'autre part, ne serrez pas trop la taille si vous avez un peu de ventre.

Les hauts

- Choisissez des vêtements serrés à la taille, mais pas exagérément pour ne pas accentuer les seins et les hanches.
- Les cardigans et les vestes seront mieux plutôt courts pour mettre la taille en valeur. Vous pouvez les porter avec un peu d'épaulettes pour faire oublier la poitrine (par rapport au reste de la silhouette).
- Évitez les pulls ou tee-shirts trop larges car, à trop vouloir le cacher, on alourdit le haut du corps.

Les bas

- Préférez des pantalons souples, pas trop serrés, surtout si vous êtes petite car ils absorbent les hanches. Si vous êtes plus grande, vous pouvez aussi mettre des pantalons larges qui, eux aussi, absorbent les hanches.

• Les jupes qui vous iront le mieux sont celles qui sont prises à la taille et légèrement évasées pour cacher les hanches. Vous pouvez les porter courtes (au genou) car vos jambes sont fines.

• Cette morphologie entraîne presque toujours des tailles cambrées. Aussi, faites bien attention à la coupe des jupes et pantalons qui doivent être « creusés » dans le dos de la taille.

Les manteaux et les robes

• Préférez des manteaux un peu pris à la taille (style redingote), longueur au genou pour affiner le bas du corps.

• Essayez des robes avec le haut bien ceinturé, le bas souple et un peu évasé pour masquer les hanches.

Les imprimés et les couleurs

• N'hésitez pas à porter des couleurs pour cette jolie silhouette. Vous n'avez pas besoin de vous astreindre à porter la même couleur en haut et en bas.

• Évitez les rayures horizontales et les gros imprimés, surtout si vous n'êtes pas très grande car ils tassent et alourdissent la silhouette.

Les Monastique

Les femmes et les hommes appartenant au morphotype Monastique sont aussi lourds que gros. Chez eux, les kilos sont stockés au niveau de la taille et du ventre. Souvent, on demande aux femmes Monastique si elles sont enceintes puisqu'elles ont une silhouette relativement mince mais un ventre bien rebondi.

Vos mesures

En calculant la différence entre vos valeurs actuelles et vos valeurs souhaitables, vous avez obtenu :

- un tour de poitrine actuel à peu près identique à votre tour de poitrine souhaitable : **vous avez une poitrine normale.**
- un tour de taille actuel supérieur à votre tour de taille souhaitable : **vous avez une taille trop épaisse.**
- un tour de hanches actuel supérieur à votre tour de hanches souhaitable : **vous avez trop de hanches.**

Vos erreurs

Vos erreurs alimentaires	
Vous mangez :	trop de féculents, notamment à midi
	trop de pain
	trop de pâtisseries
	pas assez de viande

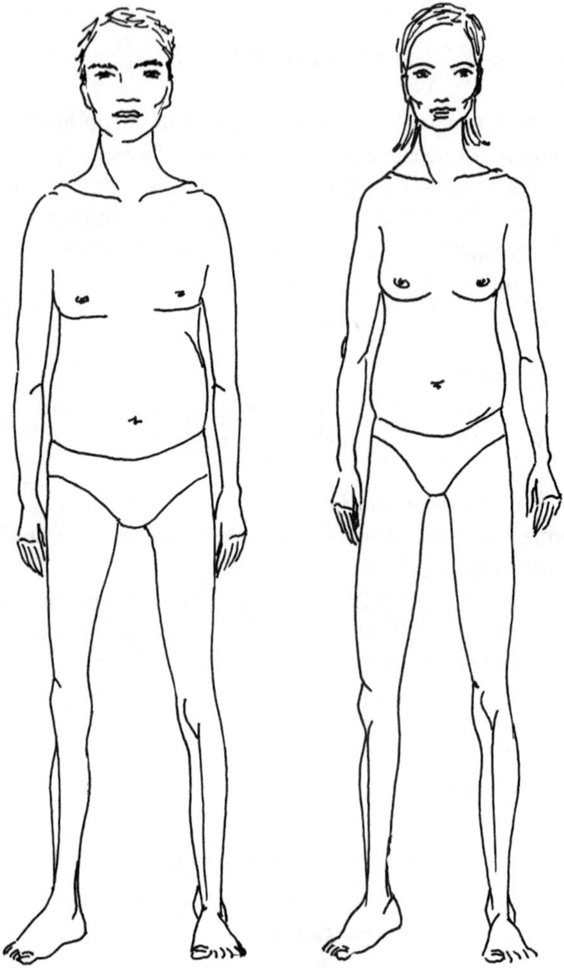

Les Monastique

Cette surconsommation de féculents, dont vous abusez soit par goût, soit pour éviter de grossir, aggrave votre problème de silhouette.

Vous fuyez les protéines animales et, bien entendu, vous compensez en protéines végétales (lentilles, pain complet...). Mais il va falloir apprendre à rééquilibrer tout cela.

L'ennui, avec les protéines végétales, c'est qu'elles occupent beaucoup plus de volume dans le corps que les protéines animales. D'autre part, elles contiennent une proportion importante de sucres lents que vous allez stocker. Ce qui a pour effet cette silhouette replète.

Je vois d'ici les végétaliens brandir leurs protéines végétales, de valeur calorique soi-disant égale à celles des protéines animales... Que nenni mes seigneurs ! Prétendre cela, c'est confondre des valeurs théoriques et des valeurs pratiques. Ce qui conduit à une grossière erreur.

Contrairement à ce que vous pouvez croire, plus un aliment est riche en protéines, moins il en faudra pour calmer l'appétit.

Les risques

Surveillez le taux de sucre dans le sang. Ce morphotype est sujet à des diabètes de surcharge.

De plus, il risque indirectement de voir son taux de cholestérol augmenter.

Que corriger ?

• La taille

Pour l'instant, il y a bien longtemps que vous ne savez plus ce que c'est que d'avoir une taille marquée.

- **Le ventre**

Les féculents ont élu domicile dans cette région. Le régime carnivore le fera fondre.

Comment rééquilibrer

Votre problème sera donc de réduire sagement vos féculents et de cesser de manger du pain à table, sauf le matin, et des féculents à tous les repas.

Comment corriger vos erreurs	
En mangeant :	plus de viande
	moins de féculents
	moins de pain

LE PETIT DÉJEUNER MONASTIQUE

L'important est que vous ne sautiez pas ce petit déjeuner, quitte à le reporter d'1 heure par rapport à son horaire habituel pour être sûr d'avoir bien faim. Son rôle est capital puisqu'il va vous apporter les réserves d'énergie dont vous avez besoin et vous éviter notamment le fameux « coup de pompe » de la fin de matinée bien connu de ceux qui n'ont pas assez mangé le matin.

Mais, contrairement aux autres morphotypes, vous avez besoin de retrouver des muscles et de perdre du gras. Vous allez donc diminuer les sucres lents (avec le pain) et augmenter le fromage.

- **Le fromage**

Ne vous privez d'aucun type de fromage. Suivez vos envies matinales, sans restriction aucune.

Augmentez la part de fromage de la jounée type (voir

p. 28) tout en respectant les quantités adaptées à votre taille et à votre activité (voir p. 15) :

Pour une personne d'1,70 m : 80 g de fromage les jours de repos 100 g les jours d'activité

- **Le pain**

Au cours de mes consultations, j'ai pu remarquer que les personnes appartenant au morphotype Monastique n'avaient pas trop de difficulté à suivre le menu du petit déjeuner que je leur proposais. Par contre, vous avez une fâcheuse propension à augmenter la part de pain que je vous conseille.

Alors, diminuez la part de pain prévue par la journée type (voir p. 28) mais respectez les quantités, en fonction de votre taille et de votre activité (voir p. 15).

Pour une personne d'1,70 m : 40 g de pain les jours de repos 60 g les jours d'activité

Vous pouvez vous régaler de pains denses pour bien calmer votre faim : pain de seigle, pain complet, etc.

- **Le beurre**

Puisque vous avez augmenté la part de fromage, essayez de vous restreindre en tartinant votre pain et limitez-vous à 12 g de beurre au petit déjeuner. Cette quantité n'est pas une lubie de ma part, elle correspond à une petite plaquette de beurre qu'on sert dans les restaurants. Cela vous simplifiera la vie ! Vous pouvez choisir entre le beurre doux et le beurre salé, sauf si vous souffrez d'hypertension artérielle, car dans votre cas le sel est interdit.

LE DÉJEUNER MONASTIQUE

Mangez d'abord la viande, et en bonne quantité, ce qui vous permettra de calmer vos élans végétariens.

Dans votre cas, il ne sera pas nécessaire d'être rigoureux sur sa valeur nutritive, choisissez donc à votre gré ce qui vous plaira. Des viandes blanches suffiront à satisfaire largement votre appétit, et même en sauce si cela vous fait plaisir.

Vérifiez bien les quantités établies en fonction de votre taille (voir p. 18) :

Pour une personne d'1,70 m : de 170 à 270 g de viande

- **Les féculents**

Vous êtes un gros mangeur de féculents. Pour vous permettre de retrouver plus vite vos valeurs souhaitables, vous avez la possibilité d'accélérer le processus d'amincissement en remplaçant la part de féculents du midi par des légumes. Ensuite, vous pourrez tout naturellement reprendre la quantité de féculents conseillée dans la journée type.

Respectez les quantités adaptées à votre taille (voir p. 19), la moyenne étant d'**1 bol chinois.**

LE GOÛTER MONASTIQUE

C'est un moment sympathique, mais également fort utile dans votre cas. En effet, vous aviez souvent la mauvaise habitude de vous gaver de pâtisseries à l'heure du goûter. Réapprenez à manger sucré, mais de façon intelligente, votre silhouette vous en démontrera les bienfaits très vite.

- **Les gras végétaux**

Les 30 g de chocolat vous permettront de calmer une possible envie de féculents le soir ou l'éternelle tentation pour vous, pauvres petits moines, du pain à chaque repas.

Mais vous pouvez aussi piocher dans les autres gras végétaux : 1/2 bol chinois de graines (amandes, noix, noisettes, pignons...) ; 1/2 bol chinois d'olives ; 1 avocat au sucre ou à la vinaigrette.

- **Les fruits et dérivés sucrés**

N'hésitez pas à augmenter les fruits si vous en éprouvez le désir. Cela vaudra mieux que de manger trop de légumes le soir.

Vous pouvez aussi vous faire plaisir avec 1/2 bol chinois de confiture ou de marmelade.

LE DÎNER MONASTIQUE

- **Le poisson**

Si vous avez une grosse faim, laissez-vous aller sur les produits de la mer qui sont une vraie bénédiction pour qui veut perdre du poids tout en continuant à manger. Optez de préférence pour les poissons gras (voir p. 27) qui satisferont plus vite votre faim et vous éviteront de vous relever en pleine nuit pour vider le réfrigérateur.

- **La viande**

Surtout n'allez pas vous ruer sur un bon steak à cette heure tardive ! Seule la viande blanche pourra être consommée à une heure avancée de la journée. Et limitez-vous à des quantités raisonnables, adaptées à votre taille (voir p. 23) :

Pour une personne d'1,70 m : 130 g maximum de viande blanche

- **Les légumes**

Ils ne sont pas obligatoires, et vous pouvez tout à fait décider de faire un dîner uniquement constitué de poisson ou de viande blanche.

Toutefois, vous pouvez prendre en moyenne **1 bol chinois de légumes** le soir, quantité à adapter en fonction de votre taille (voir p. 24).

Starter

Mais n'oubliez pas : ces conseils ne sont là que pour vous aider dans les premiers temps de cette nouvelle alimentation. Une fois que vous aurez réussi à retrouver vos formes souhaitables, vous pourrez revenir à la journée type (voir p. 28) et suivre la *chrono-nutrition* comme je l'ai décrite au départ. Cette nouvelle nutrition est valable pour tous et vous permettra, à long terme, de conserver des formes équilibrées.

Neufchâtel en tartinettes

Pour 1 personne

Préparation : 10 min

Cuisson : 2 à 3 min

INGRÉDIENTS

100 g de neufchâtel

80 g de baguette de pain

1/2 cuil. à café de paprika

4 brins de ciboulette

Poivre mignonnette (poivre concassé)

- Couper le pain et le neufchâtel en rondelles.
- Poser les tranches de fromage sur les rondelles de pain (12 ou 15).
- Couper finement la ciboulette sur 4 ou 5 tartinettes.
- Saupoudrer de paprika les 4 ou 5 tartinettes suivantes et de poivre mignonnette les dernières.
- Passer sous le gril du four 2 à 3 min.

Bon à savoir

- *Vous pouvez suivre la même recette avec du camembert, du gruyère râpé, du livarot...*
- *Pensez aussi à varier les herbes et les épices...*

Sauté de veau à la moutarde

Pour 2 personnes

Préparation : 15 min

Cuisson : 50 min

Ingrédients

- 500 g de veau coupé en morceaux dans l'épaule
- 50 g de lardons
- 1/2 litre d'eau
- 1 verre de vin blanc sec
- 1 grosse cuil. à soupe de moutarde
- 10 g de beurre
- 1 cuil. à soupe d'huile d'olive
- 1 cuil. à soupe de farine
- 1 verre à liqueur de crème de cassis
- Sel, poivre du moulin

• Dans une cocotte, verser l'eau, le vin blanc et la moutarde, ajouter la viande, couvrir et laisser cuire 20 min.
• Retirer la viande en l'égouttant et filtrer le bouillon. Remettre les morceaux de veau dans la même cocotte avec les lardons et les faire dorer dans le beurre et l'huile d'olive.
• Ajouter 1 cuil. à soupe de farine, la crème de cassis et le bouillon.
• Saler, poivrer et cuire environ 25 min jusqu'à épaississement de la sauce.

Accompagnement

1 bol chinois de riz pilaf par personne, auquel on ajoutera quelques petits morceaux de poivron.

Bon à savoir

• *On gardera le surplus de sauce pour un plat du soir. Celle-ci se conservera 3 jours au réfrigérateur ou plusieurs semaines congelée.*
• *Le sauté de veau peut se manger le soir s'il en reste du midi, mais en excluant les lardons et en l'accompagnant d'1 petit bol chinois de purée de tomates.*

Raie au safran et aux petits légumes

Pour 2 personnes

Préparation : 10 min

Cuisson : 20 min

INGRÉDIENTS

600 g de raie

250 g de petits légumes en brunoise (petits cubes) surgelés ou un mélange de courgettes, navets, carottes, oignons

1 sachet de court-bouillon

1 petit oignon

10 cl de fumet de poisson

1 cuil. à café + 1 cuil. à soupe d'huile d'olive

15 g de beurre

2 doses de safran

Sel, poivre du moulin

- Dans une grande casserole d'eau, jeter le contenu du sachet de court-bouillon et porter à ébullition.
- Plonger les morceaux de raie dès que l'eau est bouillante et maintenir celle-ci frémissante pendant 10 min.
- Pendant ce temps, dans une petite casserole, faire chauffer la cuillerée à café d'huile d'olive, y mettre à fondre l'oignon émincé finement sans le laisser prendre couleur.
- Ajouter le fumet de poisson, le safran et le beurre.
- Laisser mijoter 5 à 6 min. Sortir les morceaux de raie du court-bouillon, les égoutter, enlever la peau, les dresser dans 2 assiettes chaudes et les napper de sauce.
- Faire chauffer, dans une sauteuse ou une poêle, 1 cuil. à soupe d'huile d'olive, y jeter 4 bonnes cuillerées à soupe de brunoise qu'on laissera à feu moyen à couvert pendant 5/6 min en remuant légèrement.
- Saler, poivrer.

Accompagnement

La brunoise de légumes constitue la garniture.

Saumon à l'orange et à l'aneth

Pour 2 personnes

Préparation : 12 min

Cuisson : 25 min

INGRÉDIENTS

- 500 à 600 g de filets de saumon
- 4 carottes
- 2 oranges
- 1 cuil. à café d'aneth
- 15 g de beurre
- 1/2 cuil. à café de sucre en poudre
- 1/2 cuil. à café de gros sel de Guérande
- Sel, poivre

- Éplucher et couper les carottes en rondelles, les mettre dans une casserole avec 2 zestes d'orange. Couvrir d'eau. Mettre le sucre en poudre, saler et poivrer.
- Porter à ébullition et compter 15 min de cuisson.
- Pendant ce temps, couper 1 orange et demie en rondelles. Dans une cocotte, un cuit-vapeur ou tout simplement une poêle qu'on recouvrira d'une assiette, poser les filets de saumon sans peau sur des rondelles d'orange.
- Saupoudrer avec 1/2 cuil. à café de feuilles d'aneth et le gros sel.
- Faire cuire environ 10 min suivant l'épaisseur des filets.
- Préparer la sauce : faire fondre 15 g de beurre avec le jus d'1/2 orange et le reste de feuilles d'aneth.
- Égoutter les carottes, les disposer autour du saumon, arroser largement de sauce.

Accompagnement

Les légumes du plat constituent la garniture.

Bon à savoir

Si vous souhaitez servir ce plat à midi, il suffira de supprimer les carottes et de les remplacer par 1 bol chinois de riz par personne.

Figues à la cannelle

Pour 2 personnes

Préparation : 10 min

Cuisson : 45 min

INGRÉDIENTS

6 figues fraîches

1 orange (zeste)

60 cl d'eau

1 bâton de cannelle

250 g de sucre

• Dans une casserole, mettre l'eau, le sucre, le zeste d'orange et le bâton de cannelle.
• Porter à ébullition sur feu vif et laisser bouillir 15 min sans couvrir la casserole.
• Pendant ce temps, laver les figues, couper leurs queues et faire une incision en croix.
• Au bout de 15 min, les immerger dans le sirop, qu'on maintiendra frémissant 30 min à feu doux, puis laisser refroidir.

Bon à savoir

• *On peut accompagner ces figues avec de la confiture de mirabelles : 1 cuil. à café dans chaque figue ouverte en deux.*
• *N'oubliez pas de prendre, en accompagnement de ce goûter, 30 g de chocolat noir.*

Cabillaud au curry

Pour 2 personnes

Préparation : 10 min

Cuisson : 15 min

Ingrédients

600 g de cabillaud en morceaux

1 oignon émincé en tranches fines

1 gousse d'ail écrasée

1 verre à vin de vin blanc sec

1 cuil. à soupe d'huile d'olive

1 cuil. à soupe de farine

1 cuil. à café de curry Madras

Sel, poivre du moulin

- Dans une poêle, faire chauffer l'huile d'olive, y faire fondre l'oignon émincé.
- Fariner les morceaux de poisson puis les secouer pour ôter l'excès de farine, les poser dans la poêle quand l'oignon est devenu transparent.
- Saler, poivrer, ajouter le vin blanc et parsemer d'ail écrasé, saupoudrer de curry.
- Recouvrir et laisser cuire 15 min à feu moyen.
- Si on a un bon estomac, on peut y ajouter une pointe de poivre de Cayenne qui relèvera à merveille le goût.

Accompagnement

1 petit bol chinois d'épinards.

Cuisses de lapin au céleri et à l'anis vert

Pour 2 personnes

Préparation : 10 min

Cuisson : 45 à 60 min

INGRÉDIENTS

2 grosses cuisses de lapin

1/2 céleri branche

2 cuil. à soupe d'huile d'olive

1 cuil. à soupe de graines d'anis vert

Sel, poivre du moulin

- Éplucher le céleri, le laver et le couper en dés.
- Faire chauffer l'huile d'olive dans une sauteuse à feu vif pour y faire dorer les cuisses de lapin de chaque côté.
- Quand elles sont bien dorées, baisser le feu.
- Ajouter les dés de céleri, saler, poivrer et parsemer de graines d'anis vert.
- Couvrir et laisser cuire à feu doux entre 45 et 60 min.

Bon à savoir

- *Ce plat peut se préparer la veille et se réchauffer le jour même, il sera tout aussi bon !*
- *Pour pouvoir manger ce plat à midi, réduisez le céleri à 1/2 branche pour 2 personnes et ajoutez 1 petite cuisse de lapin et 1 grosse pomme de terre par personne.*

Petits conseils de mode
Femmes

Les conseils qui suivent sont, bien sûr, donnés à titre indicatif. Même à l'intérieur d'un morphotype, les silhouettes peuvent être très variables : taille, forme de la jambe, implantation des seins, etc. Prenez donc ces remarques pour ce qu'elles sont : des petites aides (à adapter en fonction de votre morphologie) pour vous mettre en valeur, en axant votre garde-robe sur vos atouts.

D'une manière générale

Votre silhouette est mal équilibrée puisque vous avez pris surtout au niveau de la taille et du ventre. L'important va donc être d'allonger votre ligne. Choisissez de préférence des vêtements bien droits et le long du corps. Vous avez la chance d'avoir de jolies jambes, essayez donc de les mettre en valeur.

Les hauts

• Optez pour des tuniques ou des vestes en jersey ou maille fine qui « glissent » le long du corps et cachent ainsi le ventre.

• Vous pouvez les choisir avec un léger *padding* (épaulettes), cela élargira un peu le haut de votre buste. Par effet d'optique, cela aura aussi l'avantage d'amincir la taille.

• Adaptez leur longueur en fonction de celle de vos jambes. Si vous avez des jambes courtes, mieux vaut ne pas mettre des gilets et des vestes trop longs qui tassent la silhouette. Si, au contraire, vous avez de longues jambes, vous pouvez vous permettre toutes les tailles de hauts.

Les bas

• Dirigez votre choix vers des pantalons droits ou style cigarette (droit et étroit) qui affinent les jambes et les mettent en valeur.

• Vous pouvez aussi mettre des pantalons légèrement coulissés car souvent un ventre trop gros fait souffrir et varie en fonction du moment de la journée et des repas.

• N'hésitez pas à porter des jupes courtes (au-dessous ou au-dessus du genou selon que vous aimez celui-ci ou pas) pour montrer vos jambes, puisque, chez les personnes de votre morphotype, elles sont fines.

• Les jupes portefeuilles élastiques (au genou ou plus longues) ont l'avantage de ne pas trop serrer la taille et d'éviter de faire souffrir du ventre.

Les manteaux et les robes

• Les manteaux longs et droits seront à privilégier l'hiver. Ils affinent la silhouette et absorbent le ventre. Doudounes et autres vestes chaudes, longueur au genou, mettront en valeur les jambes plus fines.

• Essayez des robes droites, style chasuble, à porter sur un pull ou un tee-shirt. Ne marquant pas la taille et étant droites sans être trop larges, elles masqueront donc parfaitement votre ventre. Mettez de préférence une robe de couleur foncée sur un haut clair, car le foncé a tendance à atténuer les défauts.

Les imprimés et les couleurs

• L'idéal est de coordonner le haut et le bas en termes de couleurs. Optez plutôt pour des couleurs foncées. Si toutefois vous souhaitez éclairer le visage, choisissez un haut plus clair.

• Dirigez-vous vers de fines rayures verticales qui allongent la silhouette. Ceci est valable pour les vestes et les pantalons.

• D'une manière générale, préférez les petits imprimés, car les gros imprimés ont tendance à alourdir la silhouette.

Petits conseils de mode Hommes

D'une manière générale

C'est la silhouette typique du bon vivant qui serait équilibrée entre le haut et le bas si le tour de taille et le ventre n'étaient pas trop développés.

Le souci primordial de cette morphologie est d'affiner le tour de taille et d'allonger la silhouette afin de limiter la proéminence du ventre.

Les hauts

- Les vestes épaulées ou à carrure doivent permettre de rééquilibrer la silhouette et la disproportion entre la taille et les épaules.
- Les matières doivent rester fines pour ne pas épaissir la taille. Éviter impérativement les vestes et chemises cintrées.
- Par contre, choisir plutôt les vestes droites à deux boutons bas ou encore croisées plutôt que les vestes droites à trois boutons, surtout si celles-ci ont un boutonnage haut.
- Porter des vestes plus ou moins longues en fonction de la taille afin de préserver l'équilibre entre le haut et le bas. Les fentes dans le dos sont utiles pour l'aisance et le confort.
- L'hiver, éviter les cols en V trop profonds qui accentuent le ventre ainsi que les mailles trop épaisses ou encore les pulls trop étroits.
- L'été, privilégier les chemises amples et les liquettes (chemises longues à pans) portées par-dessus le pantalon ou le bermuda.

Les bas

• Préférer les pantalons droits ou à plis, mais dont la taille reste confortable

• Éviter les ceintures trop serrées qui marqueraient la taille et le ventre, le port des bretelles discrètes pour les pantalons de costumes peut aider au confort et à la finition de la silhouette.

• L'été, choisir les pantalons fluides en coton ou en lin, les shorts et bermudas avec plis.

• Les maillots de bain « nageur » sont à proscrire, car ils mettraient en évidence le tour de taille.

Les manteaux et les pardessus

• L'hiver, les manteaux droits et longs sont à privilégier. Éviter ceux à manches raglan (dont l'emmanchure remonte en biais jusqu'à l'encolure) qui déséquilibreraient la silhouette. Les manteaux croisés, surtout portés ouverts, donneraient trop d'ampleur et mettraient en évidence le ventre.

• Éviter les trenchs (imperméables) et manteaux ceinturés.

• Essayer la veste droite trois-quarts et surveste dont la longueur est à adapter en fonction de la longueur des jambes.

Les imprimés et les couleurs

• Jouer impérativement la sobriété des unis et éviter les imprimés, y compris les motifs géométriques, même pour les vestes et costumes. Seuls les micro-dessins dans des couleurs foncées peuvent être retenus.

• Là encore, essayer de ne pas jouer l'opposition entre le clair et le foncé entre le haut et le bas de la silhouette et choisir plutôt des couleurs sombres pour le haut afin d'atténuer la disproportion du ventre.

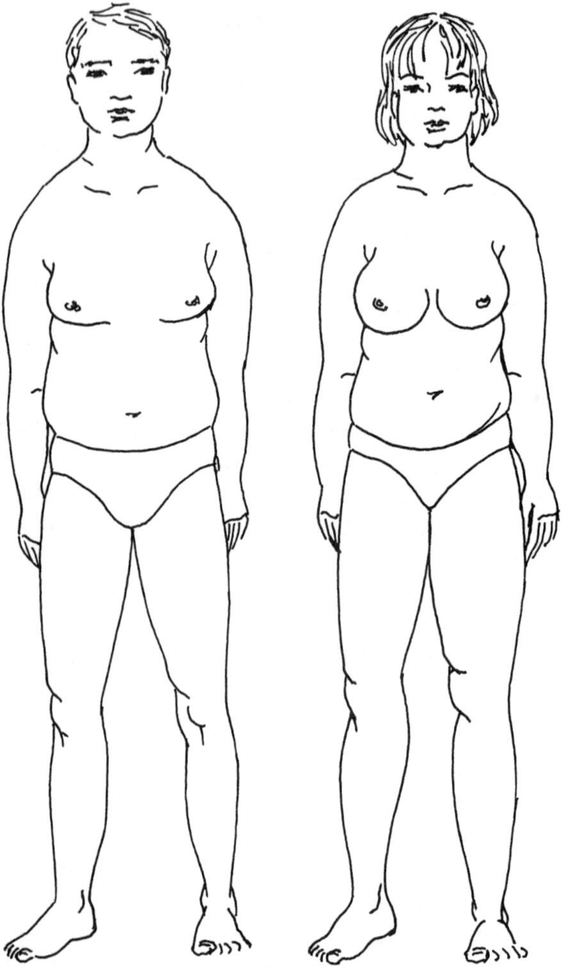

Les Tronc d'arbre

Les Tronc d'arbre

Comme on l'a vu plus haut, les Tronc d'arbre ont une silhouette massive et pas assez dessinée. Ils n'ont plus de taille et des membres assez gros. Mais attention ! Tout comme il y a de nombreuses espèces d'arbres dans une forêt, il y a plusieurs genres de Tronc d'arbre. Ainsi, les Tronc d'arbre vont de la personne bien en chair à celle atteinte d'obésité grave.

Les personnes de ce morphotype, hommes ou femmes, viennent me consulter avant tout pour perdre du poids.

Malgré des traitements parfois importants, leur médecin traitant s'inquiète de constater la persistance d'excès tensionnels ou biologiques ou les deux.

La prise de poids, parfois spectaculaire, qui apparaît en même temps qu'un excès de volume est souvent plus préoccupante.

Vos mesures

En calculant la différence entre vos valeurs actuelles et vos valeurs souhaitables, vous avez obtenu :

- un tour de poitrine actuel supérieur à votre tour de poitrine souhaitable : **vous avez trop de poitrine.**
- un tour de taille actuel supérieur à votre tour de taille souhaitable : **vous avez une taille trop épaisse.**
- un tour de hanches actuel supérieur à votre tour de hanches souhaitable : **vous avez des hanches trop larges.**

Vos erreurs

Vos erreurs alimentaires	
Vous mangez :	mal au petit déjeuner
	trop au déjeuner (entrée + plat + dessert)
	pas assez au goûter
	trop au dîner (entrée + plat + dessert)

Vous n'êtes pas des grignoteurs, mais de gros mangeurs. Vous ignorez superbement le plat unique. Et si, à la choucroute du soir, vous ajoutez le kouglof, c'est la catastrophe.

Votre principal problème est d'avoir progressivement modifié à la hausse votre réflexe de satiété en raison de deux erreurs nutritionnelles :

– l'association exagérée de sucre et de gras qui diminue le temps séparant la réapparition de l'appétit. Celles et ceux qui ont lu *Mincir sur mesure* se souviennent du stockage naturel des animaux hibernants, basé sur ce principe même ;

– manger beaucoup trop, et trop richement le soir. Une pratique qui fait disparaître l'appétit du matin et pousse à manger déséquilibré au petit déjeuner, aggravant ainsi votre tendance à manger trop le midi et surtout trop le soir.

Les risques

L'excès de féculents et de sucres vous a conduit à une prise de poids qui maltraite vos articulations.

Votre équilibre biologique a quelque mal à se maintenir. Les quantités ingérées étant importantes, on peut non seulement craindre une dilatation de l'estomac mais aussi une augmentation dangereuse de tous les paramètres (glucose, cholestérol, acide urique, triglycérides, etc.).

Que corriger ?

- **Le poids**

C'est souvent cet excès spectaculaire de kilos qui vous fait prendre votre nutrition en main. Et vous avez raison.

- **Les volumes**

Il va de soi qu'ils diminueront et que vous retrouverez une silhouette agréable dès que le poids fondra.

Comment rééquilibrer

Votre première règle sera de ne plus manger le soir autant que le midi. Gardez en mémoire que **le repas du soir doit être léger**.

En revanche, il faudra maîtriser votre féroce appétit avec un petit déjeuner somptueux.

Au repas de midi, vous aurez la permission d'augmenter votre proportion de viande. Pourquoi ? Pour satisfaire votre estomac en lui donnant la quantité nutritionnelle à laquelle il est habitué, mais sous un volume plus faible et en améliorant la qualité des aliments.

Comment corriger vos erreurs

En mangeant : moins de sucre
moins de féculents
plus de viande

Pour calmer la sensation de faim, il faudra augmenter le gras le matin (fromage), les protéines animales à midi (viande), les gras végétaux au goûter (chocolat et graines) et les protéines légères le soir (poisson).

LE PETIT DÉJEUNER TRONC D'ARBRE

Le petit déjeuner devra donc être particulièrement nourrissant et le plus dense possible. Ceci pour vous réhabituer à équilibrer correctement votre schéma alimentaire quotidien.

- **Le fromage**

Tous les fromages seront bons : pâtes cuites, pâtes molles, odorants, moelleux, faits à cœur. Mais, en fonction de vos goûts, préférez les fromages « puissants » : le munster, le maroilles, le reblochon, etc.

Ne dépassez pas la quantité de fromage que je vous ai conseillée en fonction de votre taille et de votre activité (voir p. 15) :

Pour une personne d'1,70 m : 70 g de fromage les jours de repos
100 g les jours d'activité

- **Le pain**

Vous avez également un large choix de pain, avec une préférence pour les pains bien nourrissants : seigle, campagne...

Les quantités sont à adapter en fonction de votre taille et de votre activité (voir p. 15) :

Pour une personne d'1,70 m : 50 g de pain les jours de repos
70 g les jours d'activité

- **Le beurre**

Selon votre goût, choisissez entre le beurre doux et le beurre salé, celui-ci vous étant interdit si vous souffrez d'hypertension artérielle.

Comptez en moyenne : 10 g de beurre les jours de repos
20 g les jours d'activité

Ces quantités étant variables en fonction de votre taille (voir p. 15).

N'hésitez pas, dans un premier temps, à compléter ce petit déjeuner par quelques aliments du petit déjeuner à l'allemande ou à l'anglaise (voir p. 16). Ajoutez à votre pain beurre, fromage, des œufs, de la charcuterie ou de la viande froide.

LE DÉJEUNER TRONC D'ARBRE

Il faudra encore veiller à caler le plus possible le réflexe de satiété : les plats seront donc volontairement lourds autant qu'appétissants et, surtout, respectez bien le principe du plat unique : régalez-vous avec des daubes, confits, choucroutes...

- **La viande**

Priorité aux viandes rouges, charcuteries, abats et plats en sauce qu'on mangera en premier pour bien parvenir à la sensation de plénitude signant la satisfaction de l'appétit.

La quantité de viande peut être augmentée, ce qui donnera une impression de satiété et permettra de ne pas manger trop de féculents ensuite.

Adaptez les quantités en fonction de votre faim et de votre taille (voir p. 18), la moyenne étant :

Pour une personne d'1,70 m : de 170 à 270 g de viande au déjeuner

- **Les féculents**

Choisissez en priorité des féculents riches et solides comme les lentilles, pois cassés, pois chiches, flageolets, etc.

Adaptez la quantité que vous devez manger en fonction de votre taille (voir p. 19), la moyenne étant d'**1 bol chinois** pour 1,70 m.

LE GOÛTER TRONC D'ARBRE

Il sera à votre goût mais son rôle coupe-faim est essentiel.

- **Les gras végétaux**

Augmentez le chocolat à 40 g, afin que le goûter joue bien son rôle de coupe-faim, jusqu'à l'heure du dîner. De même, si vous remplacez le chocolat par des graines (noisettes, amandes, noix...), augmentez-en la part en vous en accordant 1 bol chinois entier.

- **Les fruits et dérivés sucrés**

Obligez-vous à prendre des fruits au goûter pour leur apport en vitamines, mais n'augmentez pas la quantité prévue dans la journée type (1 bol chinois) : votre pancréas, trop sollicité, vous jouerait des tours par une poussée exagérée d'insuline.

LE DÎNER TRONC D'ARBRE

- **Le poisson**

Il sera votre meilleur allié pour le repas du soir. Étant donné le poids que vous avez à perdre, il vaut mieux vous limiter aux produits de la mer et vous abstenir de manger de la viande, même blanche, contrairement à ce que je préconise pour les autres morphotypes.

Priorité aux poissons gras (voir p. 27), fumés, en sauce, ou aux fruits de mer... à volonté ! Mais pas de mayonnaise le soir, s'il vous plaît ! Celle-ci est redoutablement toxique quand on la mange avant le coucher et peut provoquer le lendemain matin de solides maux de tête.

- **Les légumes**

Vous pouvez manger une petite quantité de légumes, verts de préférence, à adapter en fonction de votre taille (voir p. 24).

Starter

Mais n'oubliez pas : ces conseils ne sont là que pour vous aider dans les premiers temps de cette nouvelle alimentation. Une fois que vous aurez réussi à retrouver vos formes souhaitables, vous pourrez revenir à la journée type (voir p. 28) et suivre la *chrono-nutrition* comme je l'ai décrite au départ. Cette nouvelle nutrition est valable pour tous et vous permettra, à long terme, de conserver des formes équilibrées.

Quiche lorraine

Pour 4 personnes

Préparation : 15 min

Cuisson : 45 min

Ingrédients

250 g de pâte brisée « pur beurre »

200 g de lardons fumés et découennés

150 g de crème fraîche

4 œufs

1 pointe de noix muscade

Sel, poivre blanc

Matériel

1 moule à tarte antiadhésif de 24 cm de diamètre

1 feuille de papier sulfurisé

• Préchauffer le four à 200 °C (th. 6-7).

• Garnir le moule de pâte. Piquer la pâte à l'aide d'une fourchette tous les 3 cm environ.

• Garnir d'une feuille de papier sulfurisé recouverte de petits cailloux ronds ou de haricots secs.

• Enfourner et précuire pendant 10 min.

• Pendant ce temps, faire revenir les lardons dans une poêle que l'on veillera à maintenir à feu doux pour qu'ils ne durcissent pas.

• Après les 10 min de précuisson, sortir la tarte du four et laisser celui-ci en attente à 200 °C.

• Enlever le papier de cuisson et disposer les lardons sur le fond de tarte en appuyant légèrement pour qu'ils restent pris dans la pâte.

• Dans un saladier, mélanger les œufs et la crème, poivrer, saler modérément à cause des lardons, ajouter une pointe de noix muscade, verser sur le fond de quiche et enfourner 30 min en veillant à ne pas laisser bouillir la garniture et en surveillant la couleur.

• Quand elle est dorée, vérifier la cuisson avec la pointe d'un couteau qui doit ressortir propre quand la tarte est à point.

Bon à savoir

Vous pouvez couper cette tarte en parts individuelles à congeler et à réchauffer au four traditionnel.

Bœuf en daube à la niçoise

Pour 6 personnes

Préparation : 20 min

Cuisson : 4 h 10

INGRÉDIENTS

1,5 kg de bœuf (gîte et paleron) coupé en cubes

2 oignons

4 carottes

1 branche de céleri

8 tomates pelées

60 g de cèpes séchés

4 gousses d'ail

1 verre de vin rouge

1 verre à liqueur de marc

1 zeste d'orange de 10 cm environ

2 cuil. à soupe d'huile d'olive

1 pincée de piment de Cayenne

2 branches de thym

1 feuille de laurier

1 bouquet de persil

Sel, poivre de Cayenne

- Faire tremper les cèpes dans l'eau.
- Saler et poivrer la viande.
- Détailler le céleri en morceaux, éplucher les oignons, les couper en quartiers. Couper les carottes en rondelles, éplucher les gousses d'ail.
- Dans une sauteuse, faire chauffer 1 cuil. à soupe d'huile d'olive, y faire rissoler les oignons, les carottes, l'ail, le céleri, le thym et le laurier.
- Dans une cocotte, faire chauffer 1 cuil. à soupe d'huile d'olive et y faire revenir les morceaux de bœuf à feu vif sur tous les côtés puis baisser le feu et les laisser cuire environ 10 min.
- Couper grossièrement les tomates et les ajouter à la viande, ainsi que les légumes rissolés, le verre de vin rouge, le marc et compléter avec de l'eau bouillante, juste assez pour recouvrir la viande. Porter à ébullition, puis laisser mijoter à feu très doux pendant 3 h.
- Au bout de ce temps, ajouter les champignons égouttés. Vérifier l'assaisonnement, mettre 1 pincée de piment de Cayenne, l'écorce d'orange et laisser cuire encore 1 h.
- Dégraisser la sauce en passant une cuillère à la surface.
- Accompagner de 2 pommes de terre (moyennes) cuites à la vapeur par personne.

Haddock et moruette aux châtaignes

Pour 2 personnes

Préparation : 30 min

Cuisson : 35 min

INGRÉDIENTS

- 200 g de haddock
- 400 g de moruette
- 250 g de châtaignes
- 25 g de beurre
- 1 verre de lait
- 1 verre d'eau
- Sel, poivre du moulin

• Inciser en croix le sommet des châtaignes. Les jeter dans l'eau bouillante en maintenant l'ébullition pendant 5 min.

• Les sortir deux par deux en prenant soin d'éplucher les deux peaux en même temps.

• Les remettre dans une casserole d'eau salée bouillante et laisser à ébullition 15 min. Égoutter et laisser en attente.

• Dans une casserole, poser les filets de haddock. Les recouvrir du verre de lait et du verre d'eau. Ne surtout pas saler. Porter à ébullition et laisser frémir 10 min.

• Pendant ce temps, faire chauffer dans une poêle 25 g de beurre. Quand il est chaud, verser les châtaignes et y faire cuire les filets de moruette environ 3 min de chaque côté. Saler, poivrer.

• Dès que le haddock est cuit, l'égoutter et le disposer dans des assiettes chaudes avec la moruette et les châtaignes.

Accompagnement

Les châtaignes constituent la part de féculents nécessaire à un repas du midi.

Bon à savoir

• *L'accompagnement de ce poisson gras avec le féculent particulièrement riche qu'est la châtaigne permet de le servir au déjeuner.*

Mousse de poires à l'angélique

Pour 2 personnes

Préparation : 15 min

INGRÉDIENTS

- 2 poires mûres
- 2 cuil. à soupe de gelée de groseille
- 2 cerises confites
- 4 morceaux d'angélique confite
- 2 cuil. à café de sucre vanillé
- 1/2 citron (jus)

- Presser 1/2 citron pour en extraire le jus.
- Peler les poires, ôter les cœurs et les queues.
- Les mixer avec le jus de citron et le sucre vanillé.
- Disposer cette mousse dans 2 coupes.
- Poser sur le dessus de chaque coupe 1 cuil. de gelée de groseille.
- Décorer avec 1 cerise et 2 morceaux d'angélique (ou 2 feuilles de menthe).
- Laisser au moins 1 h au réfrigérateur avant de servir.

Bon à savoir

- *On pourra l'accompagner de thé aux fruits rouges.*
- *N'oubliez pas de prendre vos 30 g de chocolat noir avec ce goûter.*

Maquereaux sur lit de tomates

Pour 2 personnes

Préparation : 20 min

Cuisson : 40 min

INGRÉDIENTS

2 gros maquereaux

2 tomates

1 oignon

1 échalote

1 gousse d'ail

1 bouquet de persil

10 cl de crème fraîche

1 cuil. à soupe d'huile d'olive

1 branche d'estragon

Sel, poivre du moulin

- Demander à votre poissonnier de vider les maquereaux.
- Couper les tomates en rondelles. Hacher ensemble l'oignon avec l'échalote et l'ail, et le persil avec l'estragon.
- Dans une petite poêle, mettre à chauffer l'huile d'olive, y disposer le hachis d'échalote et d'oignon, et les faire revenir jusqu'à ce qu'ils deviennent transparents. Saler, poivrer, ajouter la moitié du hachis d'herbes et laisser en attente.
- Préchauffer le four à 200 °C (th. 6-7).
- Dans un plat allant au four, disposer un lit de rondelles de tomates.
- Recouvrir de la moitié du hachis d'herbes laissé en attente, verser les 10 cl de crème fraîche.
- Laver les maquereaux, les saler et poivrer à l'intérieur, les garnir de la moitié du hachis restant et parsemer l'autre moitié sur les poissons.
- Recouvrir le plat d'un couvercle ou d'une feuille de papier aluminium.
- Enfourner et faire cuire pendant 30 min.

Accompagnement

Les légumes du plat constituent la garniture.

Lapin au pain d'épices

Pour 2 personnes

Préparation : 10 min

Cuisson : 50 min

INGRÉDIENTS

280 à 300 g de râble de lapin en morceaux

60 g de pain d'épices

1 oignon

1 échalote

1 gousse d'ail pelée

1 cuil. à soupe de farine

25 cl de bière rousse

25 cl d'eau chaude

1 cuil. à soupe de fond de volaille

3 cuil. à soupe d'huile d'olive

1 bouquet garni

Sel, poivre du moulin

• Émincer l'oignon, hacher l'échalote.

• Dans une cocotte, faire chauffer l'huile, quand elle est chaude faire dorer les morceaux de râble, puis les enlever et les remplacer par l'oignon et l'échalote.

• Dès qu'ils deviennent transparents, y rajouter les morceaux de râble, saupoudrer de farine, puis verser dessus la bière, l'eau chaude, 1 cuil. de fond de volaille et la gousse d'ail.

• Saler, poivrer et ajouter le bouquet garni, couvrir et faire mijoter 20 min.

• Couper le pain d'épices en dés.

• Ajouter le pain d'épices en le recouvrant de sauce et laisser mijoter doucement à nouveau 20 min environ jusqu'à ce qu'il se fonde en une sauce onctueuse.

Accompagnement

1 belle endive braisée par personne.

Bon à savoir

Vous pouvez sans problème réaliser cette recette pour le midi, à condition de multiplier les quantités par 2 et de remplacer les endives par 1 petit bol chinois de coquillettes par personne.

Petits conseils de mode Femmes

Les conseils qui suivent sont, bien sûr, donnés à titre indicatif. Même à l'intérieur d'un morphotype, les silhouettes peuvent être très variables : taille, forme de la jambe, implantation des seins, etc. Prenez donc ces remarques pour ce qu'elles sont : des petites aides (à adapter en fonction de votre morphologie) pour vous mettre en valeur, en axant votre garde-robe sur vos atouts.

D'une manière générale

Pour cette silhouette, je privilégierais globalement des vêtements pas trop amples pour ne pas accentuer l'effet « tronc d'arbre » qui fait voir le corps d'un seul bloc. Il ne faut pas vouloir cacher ses rondeurs, mais plutôt essayer de les faire oublier.

Les hauts

- Choisissez des tuniques ou des vestes souples, le long du corps sans être serrées. Ainsi, les hauts assez longs, droits et en tissu fluide, souligneront vos formes sans les accentuer en les moulant.
- Pensez à privilégier les décolletés, en V ou ronds, un peu loin du cou, qui allongent le port de tête.

Les bas

- Préférez les jupes aux pantalons qui pourraient vous tasser, surtout si vous êtes plutôt petite.
- Une jupe longue ou mi-mollet en matière souple allongera au mieux la silhouette.

Les manteaux et les robes

• Essayez les robes chasubles un peu longues et droites qui tombent bien et affinent la silhouette.

• Les manteaux un peu longs et droits et les vestes peuvent être un peu épaulés pour donner un effet plus mince du buste, de la taille, du ventre et des hanches.

Les imprimés et les couleurs

• Les couleurs doivent être choisies foncées (noir, marine, gris, vert foncé...) pour ne pas trop attirer l'œil sur vos rondeurs. Mais pour ne pas paraître trop triste, égayez l'ensemble avec une petite touche claire près du visage comme une petite écharpe de coloris gais.

• Vous pouvez choisir aussi un tee-shirt ou un pull clair que vous porterez sous votre tunique ou votre veste.

• Évitez les fantaisies trop voyantes, imprimés, carreaux ou rayures horizontales qui ont tendance à souligner les kilos mal placés.

Petits conseils de mode Hommes

D'une manière générale

Cette silhouette monolithique et massive est la plus difficile à habiller, dans la mesure où il n'y a plus de taille, de hanches ou d'épaules qui permettent de donner un certain équilibre à la silhouette.

Les hauts

• Les vestes et costumes doivent être droits, souples, déstructurés en évitant tous les vêtements serrés et cintrés.

• De même, les vêtements trop amples sont aussi à déconseiller pour éviter le côté massif de la silhouette.

Les matières fluides sont à privilégier, et il est préférable d'oublier les tissus épais et gonflants.

- L'hiver, éviter les pulls à col roulé, leur préférer les cols en V ou ronds qui allongent le cou souvent trop court pour ce type d'homme.
- L'été, il est préférable de porter des tee-shirts amples et des chemises liquettes (longues et avec des pans). On peut aussi porter des sahariennes sans ceinture et sans trop de poches.

Les bas

- Choisir des pantalons classiques à pinces plutôt que tous les pantalons droits ou cigarettes (droits et étroits), en matières fluides et souples.
- L'été, shorts et maillots nageurs sont à proscrire, par contre, les bermudas larges à pinces ou les pantalons coulissants sont les bienvenus, surtout si les jambes sont longues.

Les manteaux et les pardessus

- Ils seront toujours droits et plutôt longs dans des matières pas trop épaisses. Pour ce type de vêtements, des épaules un peu plus marquées ou plus larges peuvent donner une allure plus fine au niveau de la taille.
- Les blousons molletonnés et doudounes sont à proscrire.

Les imprimés et les couleurs

- Éviter tous les imprimés forts et les dessins géométriques comme les carreaux, qui seront toujours remplacés par les rayures verticales qui allongent la silhouette.
- Dans tous les cas, préférer les couleurs unies et foncées aux couleurs claires. C'est dans l'accessoire qu'il faut jouer la couleur en opposition.

Les Ascétique

Les Ascétique affichent une silhouette que l'on peut qualifier de « silhouette haricot vert ».

Ils ont réduit leur alimentation soit par peur de grossir, soit par manque d'appétit chronique.

Et quand ils ont faim, leur appétit est très vite calmé. Tout simplement, d'une part, parce que nos organes, cherchant à garder un équilibre, savent s'adapter aux situations les plus diverses.

D'autre part, la réduction trop sévère du volume des repas a entraîné un rétrécissement progressif de l'estomac.

Pour vous, la solution est de réapprendre à manger suffisamment. Mais brutaliser votre estomac par des quantités exagérées ne servirait qu'à le bloquer, parfois douloureusement.

Ce ne serait pas la bonne manière de vous réadapter à une alimentation normale.

Vos mesures

En calculant la différence entre vos valeurs actuelles et vos valeurs souhaitables, vous avez obtenu :

- un tour de poitrine actuel inférieur à votre tour de poitrine souhaitable : **vous n'avez pas assez de poitrine.**
- un tour de taille actuel inférieur à votre tour de taille souhaitable : **vous avez une taille trop fine.**
- un tour de hanches actuel inférieur à votre tour de hanches souhaitable : **vous n'avez pas assez de hanches.**

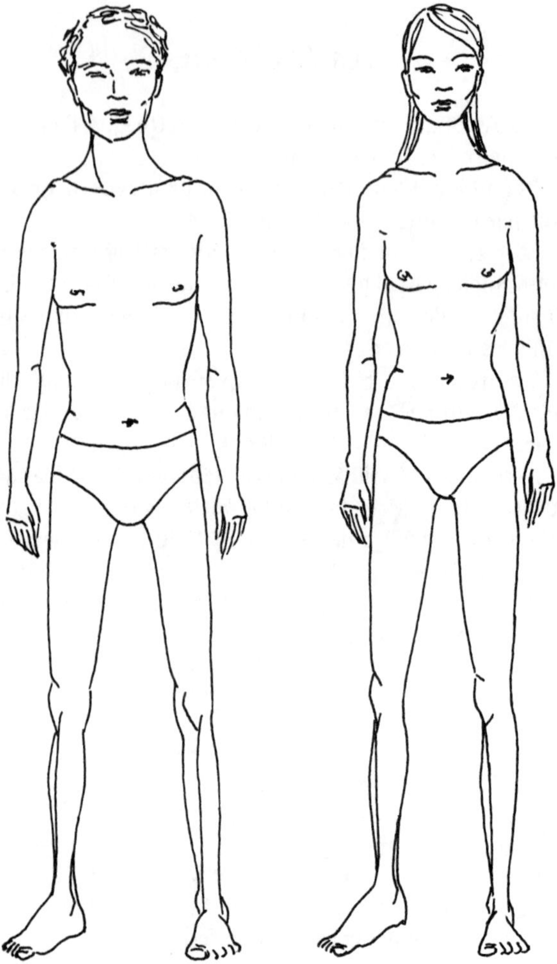

Les Ascétique

Vos erreurs

Vos erreurs alimentaires
Vous mangez : trop peu de tout

Vous allez donc commencer votre réadaptation en insistant sur la qualité des aliments et non leur quantité, ce qui vous permettra d'étoffer votre silhouette et de reprendre des centimètres de poitrine et de hanches sans épaissir la taille.

Les risques

Si votre ascétisme va jusqu'à la maigreur, il est temps de réagir. Votre santé physique et votre équilibre psychologique sont tous deux dangereusement menacés. En ne mangeant pas suffisamment de corps gras, vous obligez votre organisme à puiser dans ses réserves et notamment dans les gaines de myéline qui protègent les neurones, risquant ainsi de provoquer un syndrome dépressif.

Quand on a une alimentation insuffisante, les réserves d'énergie sont pratiquement inexistantes en cas d'agression de l'organisme. Et il vaut mieux ne pas imposer trop d'efforts à son corps.

De plus, on remarque souvent que le visage est prématurément vieilli, à cause de la perte du tissu musculaire, chargé normalement de modeler le visage.

Que corriger ?

La silhouette dans sa totalité : le poids, les volumes, les seins ou les pectoraux, les hanches et les fesses.

Comment rééquilibrer

Il vous faudra privilégier les protéines et les lipides, qui seront les meilleurs artisans de la reconstruction de votre corps.

Il faudra surtout une réalimentation normale progressive. N'agressez pas votre estomac, qui n'a pas encore la capacité d'un repas normal, par de trop grosses portions, mais veillez tout de même à bien manger.

Dans le cas de cachexie (amaigrissement extrême lié notamment à l'anorexie mentale), l'idéal sera un grignotage aussi organisé que volontaire.

Comment corriger vos erreurs

En mangeant : plus d'aliments nourrissants
plus au petit déjeuner
plus au goûter
moins de légumes au dîner

LE PETIT DÉJEUNER ASCÉTIQUE

Le petit déjeuner doit être abondant, mais vous n'avez, en général, pas faim au réveil. Dans ce cas, attendez 1 heure, vaquez à vos premières occupations de la journée et l'appétit viendra sûrement. Vous pouvez aussi boire 1 verre de jus d'orange frais au lever, qui s'ajoutera à votre heure d'activité pour aider à vous ouvrir l'appétit.

L'idéal est que vous alterniez le typique petit déjeuner fromage + pain + beurre avec un petit déjeuner à base d'œufs (2 œufs à la coque ou des œufs et de la charcuterie, du bacon, etc.).

- **Le fromage**

Commencez par le fromage. Le plus possible de fromage, quitte à l'accompagner de très peu de pain et d'un verre d'eau ou d'une petite tasse de café, thé ou infusion.

Ainsi, si la moyenne est de **70 g de fromage les jours de repos et 100 g les jours d'activité** pour une personne d'1,70 m, mangez-en autant que vous le pourrez.

- **Le pain**

Mieux vaut ne pas trop en manger et caler son appétit avec peu de pain (50 g environ).

- **Le beurre**

Vous avez intérêt à augmenter votre taux lipidique. Vous pourrez donc prendre **20 g de beurre le matin**, même les jours de repos. Choisissez entre le beurre salé et le beurre doux, sauf si vous êtes sujet à l'hypertension artérielle, auquel cas le beurre salé est interdit.

- **Les potages**

Les potages vous seront, comme aux autres, interdits le soir, mais également déconseillés le matin. En effet, ils ne sont pas un moyen de compenser votre déficit en protéines.

Ils procurent trop vite une sensation de plénitude, et empêchent de retrouver les bonnes proportions de fromage et de pain-beurre du matin.

- **Bien boire**

Contrairement aux autres morphotypes, vous prendrez systématiquement 1 heure avant le repas du midi 1 grand verre de jus d'orange naturel, ce qui vous amènera des calories complémentaires et vous aidera à reconstituer vos réserves. De plus, cela permettra de vous ouvrir l'appétit et de mieux manger au déjeuner.

LE DÉJEUNER ASCÉTIQUE

- **La viande**

Mangez toujours la viande en premier, afin de caler votre appétit. Préférez la viande rouge, mais évitez de la manger rôtie ou grillée, car sous cette forme elle sature très vite l'estomac par son extrême densité. Mieux vaut donc la manger braisée. Vous pouvez aussi vous régaler avec de la volaille et des plats en sauce.

En général, les Ascétique ont du mal à digérer les charcuteries, il vaut donc mieux les réserver pour le repas du matin.

Et puis, prenez le temps de vous réhabituer petit à petit à manger de la viande. Les choucroutes, daubes et autres confits seront pour plus tard...

- **Les féculents**

Soyez prudent sur la quantité de féculents. Mangez-les après la viande, pour éviter de laisser une partie de celle-ci dans votre assiette. Prenez-en une part normale, c'est-à-dire environ **1 bol chinois**, quantité à adapter en fonction de votre taille (voir p. 19).

Je vous conseille des purées, des frites ou mieux encore du riz, facilement assimilable et hautement nourrissant à faible dose.

LE GOÛTER ASCÉTIQUE

Ne goûtez pas trop tard, car il est primordial que vous ayez faim au moment du dîner pour pouvoir faire un bon repas du soir.

- **Les gras végétaux**

Le chocolat noir bien sûr, à raison de 30 g par jour ! Mais aussi, pour changer, des fruits denses comme les marrons grillés (1/2 bol chinois).

- **Les fruits et dérivés sucrés**

Piochez sans complexe dans la corbeille de fruits. Dans votre cas, ils sont à volonté !

On pourra même s'autoriser 1 ou 2 bananes séchées. Ce fruit libère rapidement le plein d'énergie sous le plus faible volume. Les sportifs en font une consommation avisée. Comme les marrons grillés, les bananes séchées vous apporteront à la fois des protéines végétales, des lipides (gras) végétaux et des sucres semi-rapides. Une vraie mine d'énergie pour ceux qui ont besoin de reprendre un peu de poids et de volume.

LE DÎNER ASCÉTIQUE

Il est important que vous dîniez bien, à votre faim et même plus.

- **Le poisson**

Préférez les poissons gras comme le saumon, la morue ou la lotte (voir p. 27), qui sont évidemment les plus nourrissants. Ne vous restreignez surtout pas et profitez-en **à volonté**.

- **La viande blanche**

Votre part de viande blanche ou de volaille sera **à volonté** comme le poisson ou les fruits de mer.

Les protéines de ces aliments seront stockées, sans risquer de gêner votre sommeil, comme le feraient des viandes rouges, des charcuteries ou des abats.

- **Les légumes**

Inutile de vous surcharger en légumes, ceux-ci n'étant pas un élément utile à la récupération de votre silhouette. Et si vous voulez éviter la culotte de cheval, respectez bien la quantité conseillée en fonction de votre taille (voir p. 24). Musclez plutôt vos fesses avec des protéines animales.

À vos fourchettes et couteaux les Ascétique ! Le remodelage de votre corps n'attend que votre appétit convenablement stimulé et correctement calmé.

Starter

Mais n'oubliez pas : ces conseils ne sont là que pour vous aider dans les premiers temps de cette nouvelle alimentation. Une fois que vous aurez réussi à retrouver vos formes souhaitables, vous pourrez revenir à la journée type (voir p. 28) et suivre la *chrono-nutrition* comme je l'ai décrite au départ. Cette nouvelle nutrition est valable pour tous et vous permettra, à long terme, de conserver des formes équilibrées.

Œufs à la coque, mouillettes-surprises

Pour 1 personne

Préparation : 10 min

Cuisson : 5 min environ

INGRÉDIENTS

2 œufs

30 g de mimolette

30 g de gruyère

70 g de pain de campagne

20 g de beurre demi-sel

1/2 cuil. à café de persil haché

Sel, poivre

- Couper des lamelles dans la mimolette et le gruyère.
- Couper une tranche épaisse de pain de campagne, la faire légèrement griller, la beurrer, la parsemer de persil et la découper en mouillettes. Déposer sur ces mouillettes les lamelles de fromage.
- Mettre les œufs dans une casserole, les recouvrir d'eau froide. Porter à ébullition sur feu vif.
- Dès que l'eau bout, les œufs sont cuits si vous aimez le blanc laiteux.
- Laisser bouillir 30 s de plus si vous désirez le blanc pris et 30 s supplémentaires pour un blanc bien pris.
- Saler, poivrer et déguster avec les mouillettes.

Bon à savoir

- *Si vous prenez ce plat au moment du petit déjeuner, il vaut mieux ne pas remanger d'œufs au cours de la journée.*
- *Ces œufs à la coque peuvent se manger le midi, en ajoutant 1 ou 2 œufs. Mais il faudra réduire la mimolette et le gruyère à 20 g chacun et ne pas ajouter de féculents, que le pain remplace.*

Andouillettes à la bière

Pour 2 personnes

Préparation : 2 min

Cuisson : 20 min

INGRÉDIENTS

4 andouillettes

1 échalote

1 cuil. à soupe d'huile d'olive

1 cuil. à soupe de moutarde forte de Dijon

10 cl de bière ambrée ou rousse

• Dans une poêle antiadhésive, mettre à chauffer l'huile d'olive puis faire fondre l'échalote hachée.
• Percer les andouillettes à la fourchette et les mettre dans la poêle quand l'échalote est transparente.
• Tartiner de moutarde, arroser avec la bière puis couvrir.
• Laisser cuire 10 min. Les retourner, laisser cuire 5 min.

Accompagnement

1 petit bol chinois de frites ou de purée de pommes de terre par personne.

Bon à savoir

Voilà un plat recommandé pour l'hiver et bien entendu déconseillé l'été... à moins qu'on ait décidé d'entreprendre de gros travaux dans l'après-midi.

Salade basque

Pour 2 personnes

Préparation : 15 min

Cuisson : 30 min

INGRÉDIENTS

200 g de thon en boîte

8 filets d'anchois

200 g de jambon de pays cru

2 œufs durs

4 petites pommes de terre

1 poivron

2 tomates

8 petits oignons au vinaigre

1 cuil. à soupe de persil haché

Vinaigrette

2 cuil. à soupe de vinaigre de vin

6 cuil. à soupe d'huile d'olive

1 cuil. à café de moutarde forte de Dijon

Sel, poivre du moulin

- Éplucher le poivron (il sera ainsi plus facile à digérer) avec un couteau économe et l'épépiner.
- Dans une casserole d'eau bouillante, faire cuire les pommes de terre à la peau.
- Préparer la vinaigrette : dans un bol, mettre le sel, le poivre, le vinaigre et la moutarde, bien mélanger à la fourchette et ajouter l'huile petit à petit.
- Couper le poivron et les pommes de terre en dés.
- Couper les œufs durs et les tomates en rondelles.
- Couper le jambon et les filets d'anchois en morceaux.
- Émietter le thon.
- Mettre le tout dans un saladier, ajouter les petits oignons et parsemer de persil haché.
- Arroser avec la vinaigrette et mélanger soigneusement avant de servir.

Cassolette de poire au chocolat

Pour 1 personne

Préparation : 5 min

Cuisson : 2 à 4 min

INGRÉDIENTS

30 g de chocolat noir râpé

1 poire épluchée

1 cuil. à soupe de sucre en poudre

1 pincée de cannelle

- Couper la poire en lamelles et la disposer dans un petit plat.
- Saupoudrer avec le sucre en poudre.
- Ajouter la cannelle.
- Recouvrir de chocolat noir râpé.
- Passer 2 à 4 min au four micro-ondes position maximum.

Bon à savoir

Ce goûter se déguste chaud et s'accompagnera d'1 grand verre de jus de fruits pour compléter la quantité de fructose et de fibres souhaitable.

Crème de marron au chocolat

Pour 1 personne

Préparation : 2 min

Cuisson : 2 min

INGRÉDIENTS

30 g de chocolat râpé

1/2 bol chinois de crème de marron

- Verser la crème de marron dans un ramequin allant au four à micro-ondes. Parsemer dessus le chocolat râpé.
- Passer le tout 2 min au four à micro-ondes en position maximum.

Bon à savoir

- *C'est un goûter particulièrement calorique, qui s'adresse de préférence aux actifs et aux sportifs. Attention à ne pas en abuser !*
- *Son goût se mariera très bien avec celui d'un bon café africain.*

Lotte au curry

Pour 2 personnes

Préparation : 10 min

Cuisson : 25 min

Ingrédients

- 400 g de filets de lotte
- 2 oignons émincés en tranches fines
- 1 gousse d'ail
- 1 cuil. à soupe de farine
- 15 g de beurre
- 2 cuil. à soupe d'huile d'olive
- 1 verre à vin de vin blanc
- 1 cuil. à café de curry Madras
- Sel, poivre du moulin

- Rouler les filets de lotte dans la farine. Les secouer pour en ôter l'excédent.
- Faire revenir les filets de lotte dans une poêle avec 1 cuil. à soupe d'huile d'olive et le beurre jusqu'à ce que l'eau qu'ils rendent s'évapore.
- Poser les filets en attente dans une assiette, verser 1 cuil. à soupe d'huile d'olive dans la poêle, y mettre les oignons émincés à fondre.
- Dès que l'oignon est devenu transparent, poser dessus les filets de lotte, saler, poivrer, ajouter le vin blanc et la gousse d'ail écrasée, saupoudrer de curry, recouvrir et laisser cuire 15 min à feu moyen.

Accompagnement

1 petit bol chinois de courgettes sautées.

Lapin à la provençale

Pour 2 personnes

Préparation : 15 min

Cuisson : 50 min

INGRÉDIENTS

2 belles cuisses de lapin

2 cuil. à soupe d'huile d'olive

1 échalote

6 tomates

1/2 bouquet de basilic frais ou 1 grosse cuil. à soupe de basilic surgelé ou lyophilisé

1 gousse d'ail débarrassée de son germe

Sel, poivre du moulin

• Dans une sauteuse ou une cocotte, faire chauffer l'huile d'olive, y faire dorer les cuisses sur chaque face.
• Ajouter l'échalote hachée, la gousse d'ail écrasée et les tomates coupées en quatre.
• Saler, poivrer et parsemer de basilic haché dont on aura gardé quelques feuilles, s'il est frais.
• Couvrir la sauteuse et faire cuire 45 min à feu doux.
• Servir dans un plat chaud. Couper grossièrement les feuilles de basilic restantes sur le dessus du plat.

Accompagnement

Les légumes du plat constituent la garniture.

Bon à savoir

Dans cette recette, le lapin cuit avec ses légumes. Il est donc réservé pour un repas du soir. En revanche, un petit reste de lapin pourra faire partie d'un plat du midi qu'on accompagnera de pommes de terre sautées.

Petits conseils de mode
Femmes

Les conseils qui suivent sont, bien sûr, donnés à titre indicatif. Même à l'intérieur d'un morphotype, les silhouettes peuvent être très variables : taille, forme de la jambe, implantation des seins, etc. Prenez donc ces remarques pour ce qu'elles sont : des petites aides (à adapter en fonction de votre morphologie) pour vous mettre en valeur, en axant votre garde-robe sur vos atouts.

D'une manière générale

Cette silhouette est très simple à habiller car il est toujours plus facile de donner du volume que d'en faire disparaître.

Vous pouvez essayer de féminiser un peu votre silhouette en marquant votre taille avec de larges ceintures drapées.

Les hauts

• N'hésitez pas à porter des gros pulls, des grosses mailles aérées pour donner un peu plus de volume à votre buste.

• De même, de grandes chemises avec de belles manches et de hauts poignets atténueront la maigreur qui caractérise votre morphotype.

• Portez des vestes soit courtes sur des pantalons ou des jupes larges, soit plus longues sur des jupes longues. Ces ensembles ainsi constitués féminiseront votre silhouette, tout en masquant avantageusement votre manque de formes.

Les bas

- Préférez les pantalons larges qui éviteront de faire ressortir la maigreur de vos jambes.
- Les jupes plissées ou évasées « fourniront » aussi un peu plus le bas de votre corps. Si vos jambes ne sont pas trop maigres, montrez-les en portant des jupes au-dessus du genou.

Les manteaux et les robes

- Les manteaux peuvent être amples et même enveloppants, comme des vestes ou parkas dans des matières gonflantes.
- Choisissez des robes droites, éventuellement marquées à la taille si vous voulez mettre celle-ci en valeur et couper un peu la silhouette. Comme pour les jupes, si la jambe est trop maigre, mieux vaut porter des robes un peu longues.

Les imprimés et les couleurs

- Votre silhouette étant très fine, vous pouvez vous permettre des coloris clairs ou vifs.
- Les couleurs peuvent être différentes pour les hauts et les bas afin d'éviter l'impression que votre corps ne fait qu'un bloc, sans formes ni contours.
- N'hésitez pas à porter des imprimés et des fantaisies pour égayer votre silhouette.

Petits conseils de mode Hommes

D'une manière générale

Au contraire de la silhouette Tronc d'arbre, c'est une des silhouettes les plus faciles à habiller et pour laquelle l'homme peut pratiquement tout porter, en évitant toutefois les couleurs et les formes qui accentuent la minceur.

Les hauts

• Vestes et costumes aussi bien droits que croisés, boutonnage haut ou bas, en évitant les boutonnages trop hauts si la personne est de grande taille (accentue alors la minceur).

• Les vestes peuvent être structurées ou épaulées (avec *padding*) ou encore très fluides et amples.

• L'homme Ascétique pourra choisir entre une maille fine mais structurée et ample (pour ne pas accentuer la finesse de la silhouette) et une maille épaisse, unie ou fantaisie avec ou non des cols roulés, cheminée, ronds ou en V pas trop profonds.

• Par contre, l'été, éviter les débardeurs ou les cols en V trop profonds et utiliser plutôt les formes polos, tee-shirts manches courtes et longues ainsi que les chemises et chemisettes un peu plus amples que la normale. Il est important, enfin, d'adapter la longueur des mailles et vestes avec la longueur des jambes.

Les bas

• Pantalons larges si les jambes sont longues, normaux ou cigarettes (droits et étroits) si les jambes sont plus courtes, sans toutefois s'habiller de pantalons moulants.

• Les maillots de bain nageur et les shorts sont les bienvenus mais éviter les bermudas larges ou à pinces, leur préférer les modèles tout aussi longs mais droits.

Les manteaux et les pardessus

• Ils peuvent être droits ou croisés, amples ou ceinturés mais toujours dans des matières épaisses ou gonflantes. Les doudounes ou blousons matelassés permettent de donner une carrure plus masculine par rapport aux jambes.

• Enfin, si les épaules sont renforcées et accentuées, utiliser une ceinture pour marquer la taille.

Les imprimés et les couleurs

• Tous les imprimés et les couleurs, y compris les dessins géométriques, sont permis.

• Cependant, éviter les rayures verticales trop prononcées qui renforceraient l'effet de maigreur. Pour les mêmes raisons, éviter les silhouettes monochromes sombres. Attention au noir qui mincit !

• Les hauts et les bas pourront être de couleurs différentes.

Conclusion

Quelques lignes et quelques phrases encore avant de nous quitter… jusqu'à la prochaine fois !

Après l'apprentissage indispensable qu'était *Mincir sur mesure*, *Mincir en beauté* vous a, je l'espère, apporté le pouvoir de maîtriser mieux encore votre corps et de le mener avec autant de joie que de facilité vers cette minceur dont vous rêvez.

Cependant, si vous voulez que votre démarche soit pleinement réussie, il ne suffira pas de vouloir mincir. Il faudra accepter de changer définitivement un style de vie responsable d'une silhouette et d'une insatisfaction vous déplaisant autant l'une que l'autre. Cela impliquera de modifier vos habitudes, d'abandonner vos petites manies, de corriger vos erreurs nutritionnelles et plus encore d'adopter à tout jamais un autre style de vie.

Vous pourrez suivre ce que j'ai appelé votre alimentation « starter », avant de revenir à la journée type qui vous fera trouver en même temps que l'équilibre physique recherché une sensation de bien-être que, très souvent, vous n'osiez plus espérer.

Il vous suffira pour cela de vous imprégner de ces nouvelles habitudes jusqu'à les rendre si naturelles que tous les poncifs de la diététique, tous les régimes et surtout tous les aliments volontairement trafiqués dans le but de vous faire maigrir vous paraîtront autant de mauvais chemins à éviter.

Mais, après m'avoir lu, vous n'êtes peut-être pas encore convaincu, contrairement aux dizaines de milliers d'hommes, de femmes et d'enfants venus me consulter et qui m'ont écouté.

Je vous demande donc d'avoir le courage et la curiosité de suivre scrupuleusement mes conseils pendant 4 semaines pour voir le résultat. Et si le « starter » vous semble insurmontable à réaliser, contentez-vous de suivre correctement la journée type.

Au bout de cette période, si vous avez honnêtement joué le jeu, vous pourrez apprécier la qualité de votre sommeil, contrastant avec l'énergie déployée sans peine dans la journée.

À cela s'ajouteront le délicieux sentiment d'avoir faim au bon moment et de pouvoir contenter votre appétit sans remords ni regrets, et plus encore la certitude d'avoir acquis le pouvoir de maîtriser votre corps... sans avoir à maîtriser vos nerfs !

Vous vous apporterez ainsi à vous-même la preuve qu'on peut, en adoptant cet art de vivre, accéder à la sérénité autant qu'à la beauté.

C'est là le résultat essentiel de mon métier et de ma philosophie.

Françoise CHASSAGNAC est vice-présidente du Fashion Group de Paris, elle intervient comme consultante auprès de créateurs et stylistes, après avoir longtemps dirigé les boutiques Victoire et donc conseillé des milliers de femmes dans le choix de leurs tenues vestimentaires.

Daniel FARET est créateur de mode masculine et, en plus de sa propre ligne, il est le directeur artistique du groupe français De Fursac. Il a des boutiques ou *corners* à son nom à Paris, Hong-Kong, Sydney ou Tokyo. En 1997, les professionnels de la mode masculine française lui ont décerné l'Oscar du meilleur créateur, devant l'Anglais Paul Smith et l'Allemande Jil Sanders.

Composition réalisée par IGS-CP

Achevé d'imprimer en janvier 2012 en Espagne par
BLACK PRINT CPI IBERICA S.L.
Sant Adreu de la Barca (08740)
Dépôt légal 1re publication : mars 2007
Édition 10: janvier 2012
Librairie Générale Française - 31, rue de Fleurus - 75006 Paris Cedex 06

30/8414/2